呼吸で10歳若返る。

脳も体もよみがえる
メディカルタイチ

白澤卓二
監修：国際メディカルタイチ協会

はじめに

みなさんは太極拳をご存知でしょうか?

中国の公園などで、大勢の人が集まって、ゆっくりとポーズをとっている映像を見たことのある人も多いでしょう。

中国だけではありません。世界中の老若男女に愛好者が増えています。日本でもエクササイズのスタジオができるなど広がりを見せています。

愛好者の方に魅力を聞くと、

「心と体のバランスが整う」

「アンチエイジング効果がある」

「スタイルがよくなる」

「便秘解消できてすっきり」

「リンパの流れや血流がよくなってデトックスになる」

といった絶賛の声が返ってきます。みなさん、心身の健康増進効果や美容効果を期待し、また実感されているようです。
実は私も愛好者のひとりです。

長寿やアンチエイジングを研究している私が太極拳に興味を持ったのは、イギリスの医学雑誌に載った論文がきっかけでした。

高齢者で問題になるふらつきや転倒が、太極拳のエクササイズで改善できたという明確なエビデンス（医学的根拠、科学的に検証された証拠）が載っていました。

論文の被験者は、パーキンソン病という高齢者に多い中枢神経の病気でしたが、高齢者一般にも適用できます。これを読んで、転倒、骨折をきっかけに寝たきりになってしまう人をひとりでも減らすために、太極拳を研究しようと思ったのです。

そうして太極拳を習うようになりました。

太極拳を始めてすぐに、健康法として優れている点がたくさんあることに気がつきました。

そのひとつが呼吸法です。

太極拳を初めて習う人は、深く呼吸するところからレッスンが始まります。エクササイズとしては低強度で長時間、動き続けるところに特徴があり、これも〝なぜ私たちは呼吸をするのか〟という本質に適合するものです。

日ごろ意識することのない「呼吸」ですが、細胞のすみずみまで酸素を行き渡らせて、細胞から排出される二酸化炭素を体の外に出すため――太極拳を実践していると、このことを体感できると思います。

必須の呼吸であるだけに、呼吸を変えると心身の健康状態も改善、向上します。

本書では「呼吸」を入り口にして、太極拳のさまざまな効果を、エビデンスを交えて解説しています。読者のみなさんの健康と若返りを願ってやみません。

国際メディカルタイチ協会会長　白澤卓二

「なぜ今、呼吸とタイチなのか」

国際メディカルタイチ協会代表理事　李征

本書の出版にあたり、「太極拳」をより多くの皆さまに知っていただく機会を頂戴したことを大変うれしく思います。

私たち国際メディカルタイチ協会は、英語圏で太極拳を「TAICHI」（タイチ）と呼ぶことから、その中でも医学的根拠に基づく動作を独特のエクササイズにして「メディカルタイチ」と命名し、プログラムとして提供しております。

昨今、筋力を鍛えることやダイエットを目的としたジムやパーソナルトレーニング、ボディエクササイズDVDなどが流行していますが、私たちが掲げているテーマはただひとつ、「医学的に健康効果のある簡易運動をいかに継続性をもって皆さまに行っていただけるか」です。

現在、日本の15歳以上の65％の人が運動不足であり、40代以上の5人に4人はロコモティブシンドローム予備軍であるという調査結果もあるほど、私たちの日常では「健康・予防」に対しての優先順位があまり高くありません。

「見た目」がフォーカスされることはあっても、「体内の健康」まで目が向けられることが未だ少なく、またはイコールだと考えられていることも多いのではないでしょうか。
近い将来に訪れる問題としても、体内の健康は重要なファクターとなるでしょう。

・高齢者が健康寿命を延ばすため
・お金をかけられない低所得層や若年層の健康維持のため
・時間をかけられないハードワーカーの健康維持のため

どの層の生活スタイルを見ても、もっと手軽に・効率的に・健康的効果が実証された運動を定着させていかなければ、社会そのものが、維持が難しくなると思います。

そこで、私たち国際メディカルタイチ協会はこれらを解決する新しい取り組みとして、

❶お金をかけずに
❷通う時間をかけずに
❸医学的根拠に基づいた効果的な方法で
❹運動が苦手な方でも効果の出せる動きで
❺毎日習慣で行える「ながら呼吸運動」

として普及させることを目標に掲げ、2016年10月から「国際メディカルタイチ認定資格講座」として資格制度をスタートしました。初級講座では半日間で、2科目を実施します。

(1)運動を正しく効果的に行うための座学
(2)実技指導

これらをマスターすると、自宅や介護施設で永久的にメディカルタイチが行えるようになります。

これまでの運動と異なるのは、医師監修の学術発表のある唯一のエクササイズであり、左記の予防に効果的という研究結果が得られていることです。

1. 認知症の予防
2. 糖尿病の運動療法
3. パーキンソン病の運動療法
4. 骨粗鬆症の予防運動
5. 動脈硬化予防
6. 免疫力アップ
7. ダイエット

従来の「外側の美」にフォーカスした筋肉トレーニングではなく、内的要素への効果的な運動を短時間で習得できることが、この講座のメリットです。

またタイチは、前述したように「場所」も「時間」も「お金」も、「筋力」さえも必要としません。自宅や介護施設でご自身や疾患を持つご家族とも行えるよう、スタジオ型ではなく資格講座としての広がりを目指したのもそのためです。資格には初級・中級・上級とあり、生徒さんを持ちコーチングできる方を増やし、地域コミュニティで「メディカルタイチ」が普及していくことも目指しています。

すでに「メディカルタイチ」を取り入れる

動きとして、一部の高齢者施設、企業、スポーツジム、大型商業施設の朝活などでエクササイズとして実施されています。

「運動」と聞くと苦手意識がある方もいらっしゃいますが、タイチには多様性があり、性別・年齢を問わず、さまざまな楽しさを見出せるところに魅力があります。

世界のタイチ人口は1億人ですが、うち日本ではまだ150万人です。

タイチの種類をご紹介しましょう。

・武術形式（二人で行う形や二人一組で太極するもの）
・演舞形式（伝統的なものからHIPHOP

タイチの種類

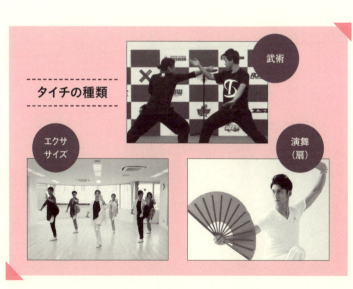

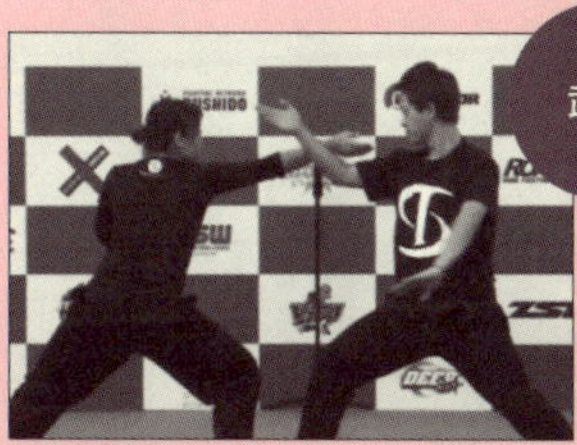
武術

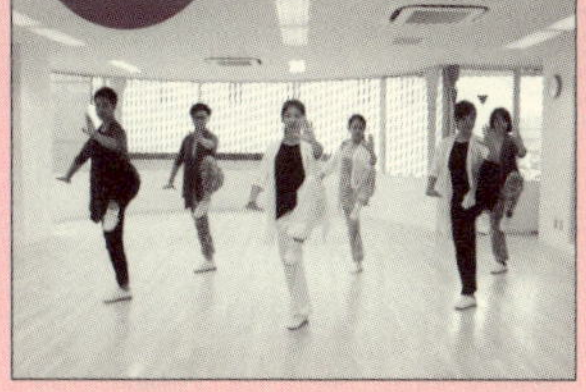
エクササイズ

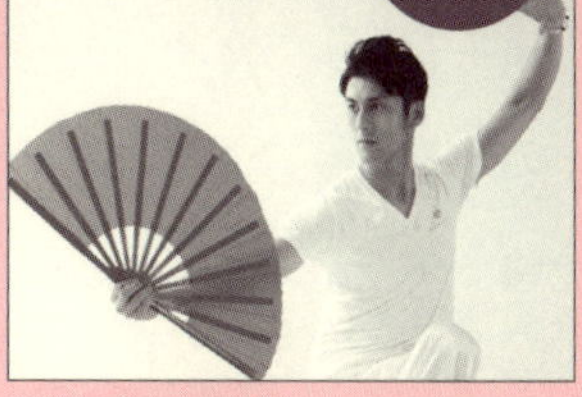
演舞（扇）

形式まで）
・エクササイズタイチ
など多様なプログラムが生まれています。

中国文化のイメージがある太極拳（タイチ）ですが、先進国では注目が高まり、特に欧米圏やオーストラリアで、ヨガに続くムーブメントとして人気を集めています。

日本は西洋医学が中心の考え方でしたが、海外では東洋文化の医学的根拠の解明も進み、両方の良いところを取り入れるライフスタイルが定着しつつあります。東洋医学は、西洋の「部分」にフォーカスする考え方と違い、「心と身体はつながっている」という考え方を大切にします。

米国のGoogleやFacebookなどの一流企業が、瞑想（マインドフルネス）を行っていることが大きな話題になりましたが、これも同じく、脳・神経・身体を全体としてとらえ、身体が辛いと精神的にも鬱状態になりやすく、鬱的な精神状態だと身体にも不調をもたらすという考え方で、心も身体も整えられるトレーニングとしてマインドフルネス瞑想＋呼吸運動を行うことをプログラム化しているものです。

忙しい環境の中で、パフォーマンスを上げなくてはならないビジネスパーソンにとって、「健全な精神を健全な身体に宿すこと」は重要な義務のひとつでしょう。そんな考え方に基づくプログラムが、「東洋の逆輸入」的な形で日本企業の研修として採用されるよ

日本でもタイチが広まっている！

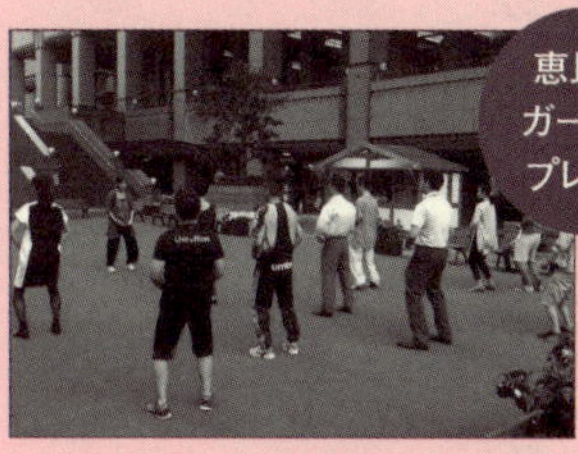
恵比寿ガーデンプレイス

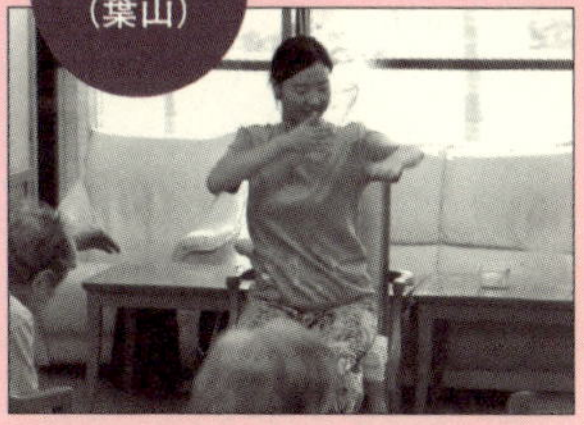
ユニマット（葉山）

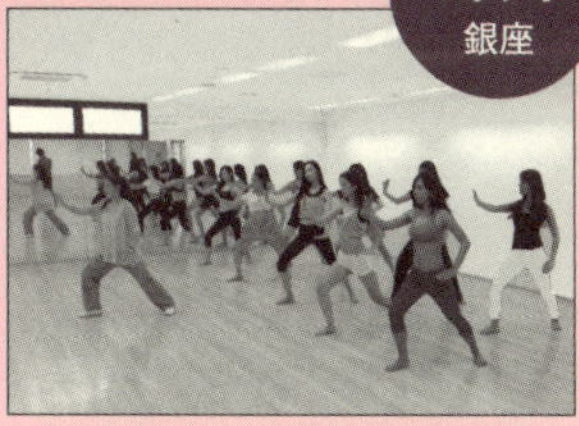
タイチスタジオ銀座

うになってきました。

東洋思想はインドや中国をわたり、日本の「禅」にもつながる思想です。長い歴史の中で脈々と伝えられてきた文化には、人が豊かに暮らしていくための知恵が備わっていたのだと気づかされます。

このような今の時代だからこそ、「健康という豊かさ」を多くの方に伝えられるよう、私たち協会は活動を続けてまいります。

国際メディカルタイチ協会
代表理事
李征
1970年西安生まれ。1989年来日。2000年から日中の研究機関と共に漢方原料の研究開発し、食からの健康事業を開始。2014年に太極拳事業を立ち上げ、運動からの健康事業を開始。

CONTENTS ●目次

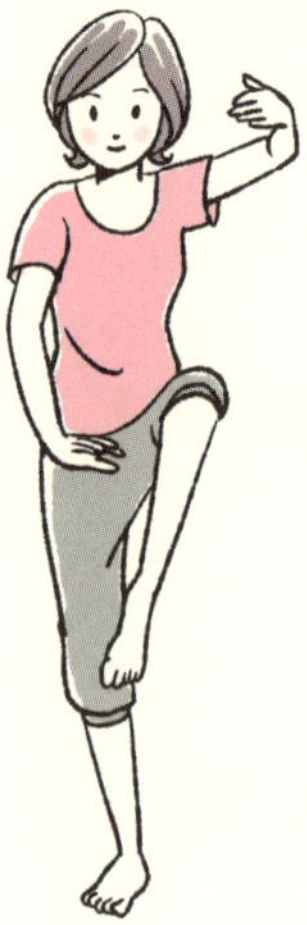

第2部

太極拳を生活に取り入れる14のポイント ……67

CONTENTS ●目次

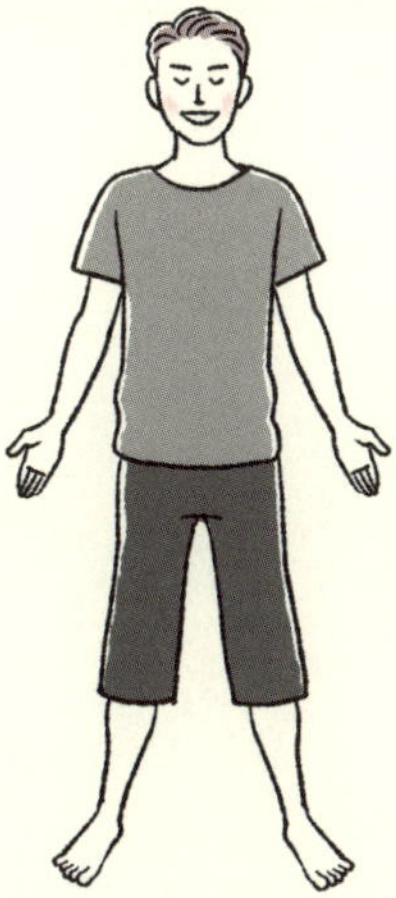

第1部

生涯、健康で過ごすための呼吸法

1 あなたは今、どんな呼吸をしていますか？

「いのち」「生きる」という言葉は、古代の日本語で「息」を意味する「い」が語源になっているという説があります。今でも死亡することを「息を引き取る」と表現しますし、呼吸とは生きている証し。生命の維持に絶対に欠かせません。

私たちは誰に習うわけでもなく、ごく当然のこととして今この瞬間も息をしています。

今も昔も、人間は生まれてから死ぬまで呼吸しています。当たり前ですね。

生命を維持していくために必須の呼吸ですが、あえて問いましょう。

今、あなたは**「いい呼吸」をしていますか？**

突然、そんなこと聞かれても……と、戸惑う方も多いと思います。それもそのはず、どんな呼吸が「いい」のか、教わったこともないし、あまり考えたこともないというのが普通です。

では、死なないくらいに呼吸ができていれば問題ない？　それも違いますね。

本を開いたままでいいので、肺の中の空気をすっかり入れ換えるつもりで今、力を抜いて深呼吸してみましょう。深い呼吸をすると、気持ちがいいでしょう。そう、新鮮な空気で肺の中を入れ換えると、一瞬、体がリフレッシュしたように感じます。

「いい呼吸」とは、こうした「深い呼吸」のことだと、まずはシンプルに考えてください。反対に「浅い呼吸」は「よくない呼吸」です。

その理由は、後からも詳しく述べますが、私たちは息を吸うことによって、血液の中に酸素を取り込んで、すみずみの細胞に届けています。細胞はこの酸素を使って生命を維持するエネルギーを作り出し、二酸化炭素を排出します。息を吐くとき、この二酸化炭素を体の外に運び出しているのです。

この一連の仕組みを「ガス交換」と言いますが、**十分に行うためには深い呼吸がとても大切です。**

ところで、心の状態と呼吸はお互いに影響しあっているので、不安や緊張を感じているときは自然に呼吸が浅く速くなります。**多忙な仕事、通勤、さらには人間関係など、ストレスの多い現代社会では、呼吸が浅くなりがちです。**

結果として、新鮮な空気を取り込みにくく、肺のガス交換も十分ではありません。つまり全身の細胞が酸素不足にさらされることになります。ことに脳細胞は、筋肉などの細胞に比べると20倍もの酸素を必要とするので、ダメージを受けやすく、深呼吸ですっきりするのは、酸素が不足している証拠です。

●呼吸器内科で医師だった私

私が医師として研鑽を積んだのは呼吸器内科でした。呼吸器内科というのは、風邪のような日常的な病気から、インフルエンザ、肺結核のような感染症、アレルギーほかさまざまな原因で起こる喘息、タバコなどが原因となって肺に慢性的に炎症が起き呼吸困難などの症状が現れるＣＯＰＤ（慢性閉塞性肺疾患）、さらには肺がんのような大きな病気まで診療します。

呼吸器内科が扱う病気は幅広く、原因もメカニズムもさまざまですが、しばしば診るのがガス交換の働きが悪くなっている患者さんです。**肺に空気が出入りしていても、ガス交換の機能が低下してくると血液中の酸素が減り、二酸化炭素が溜まってきます。**この状態が続くと危険だし、患者さんもとても苦しい。早急に治療しなくてはいけません。

自分の力だけでは十分にガス交換できない患者さんには、人工呼吸器を使います。患者さんは、いずれは機械を使わず、自発呼吸に戻っていかないといけないので、呼吸器内科の医師は、肺やガス交換の仕組みを熟知して、人工呼吸器のモードや換気量などを適切に設定しています。

患者さんの全身の状態をとらえて診察するので、内科全般の幅広い知識も必要です。今、私が長寿や抗加齢医学という総合的な医学分野の研究を続けていられるのも、呼吸器内科で多くの患者さんを診療し、医師として経験を積んできたおかげだと思っています。

そんな私が経験則からも、多くのエビデンス（医学的根拠）からも、生涯を健康で過ごすために大切だと実感しているのが呼吸です。**呼吸は病気を遠ざけるための第一歩、呼吸を変えれば健康になれる**――そう言ってもいいほどです。

2 呼吸を深くして若返る！

２０１７年3月に厚生労働省が発表した日本人の平均寿命は、男性が80・75歳、女性が86・99歳でした。世界に冠たる長寿国であることは間違いありません。

年を取って病気がちになったり、寝たきりになりたくない、とは誰しもが願うことですが、年齢とともに「年だなぁ」と感じることが増えてきます。

40代になったころから、息切れを起こしやすくなってくるのもそのひとつ。電車に遅れそうになって駅までダッシュしたときや、階段を駆け上がったときなど、思わず膝に手を当てて、ゼーゼーと荒い息をしている人もいるのではないでしょうか。

でも、これを「若いころは平気だったのに、俺も年なのかなぁ」と、年齢のせいにしてはいけません。**加齢そのものが、息切れの原因になっているわけではありません。**ジムのプールに行けば、60代、70代でも息を乱さず、若い人を圧倒して泳いでいる人は珍しくありません。30代、40代でもすぐに息が上がってしまう人もいるわけですが、その違いは**運動**

不足、そして生活習慣の相違です。

健康診断や人間ドックなどで、肺活量の検査をしたことはありませんか?

スパイロメーターという機器を使い、胸いっぱいに息を吸い込んでから、一気に吐き出し、空気の量を調べます。これが努力性肺活量(FVC)で、成人男性で3500cc、女性で2500ccが基準値です。

このFVCは呼吸器系の重要な目安で、年齢や身長によっても若干違ってきますが、もし低いなら、全身の細胞が生命維持のために必要としている酸素を、十分に受け取れていないことを示しています。**ずっと健康でいるためには、肺の機能の維持が必要なことはあらためて言うまでもありません。**

●呼吸を変えれば健康になれる

肺の機能に悪影響を及ぼす要因は、体内にも、生活習慣を含めた環境にも、たくさんあります。

たとえば砂糖を多く摂ることも、血糖値の悪化の結果として肺の機能を低下させます。血液中の余分なブドウ糖、タンパク質と糖ががっちり結合した物質、AGEs（終末糖化産物）を作り出し、これが肺組織を硬くして柔軟性を失わせて、呼吸がしにくくなってしまうのです。

加齢とともに発症が増加する肺の病気もあります。

肺の中でガス交換をしているのは肺胞という小さな袋ですが、この肺胞が長期間、繰り返し傷ついたり修復されたりするうちに、肺胞の壁（間質）に線維組織が蓄積して、肺胞の壁が厚くなると、間質性線維症という病気になります。

発症の原因はわかっていませんが、加齢のほかにタバコや感染症、生活環境などさまざまな要因が関係していると考えられています。

年を取るとともに、多かれ少なかれ、肺は柔軟性を失っていきます。肺という臓器は、自ら膨らんだり縮んだりできないので、周囲の筋肉が胸郭を動かして肺を膨らませたり、しぼませたりしています。この呼吸筋も年を取るとともに弱くなっていきます。

肋骨の間にある筋肉を使って、肺が納められた胸郭を動かしていると、浅い呼吸になりやすい。筋肉を大きく動かさなくても呼吸できるのですが、あまり使っていないと動きが悪くなり、やがて衰えていくのは、呼吸筋もほかの筋肉と同じです。

呼吸が浅いと、ガス交換が不十分になるので、病気とまではいかなくても、体にいろいろな不調が生じます。加齢や筋肉の衰えによって、それに輪をかけて換気量が低下すると、健康を維持するのも難しくなっていくということです。

反対に、肺の奥深くまで新鮮な酸素を送り込むような呼吸では、ガス交換もしっかり行われます。当然、全身に十分な酸素が行き届き、体内に蓄積すると危険な二酸化炭素は確実に体外に運び出されることになります。つまり、**呼吸する肺の機能を保つことは、全身の細胞を若返らせることにもつながります。**

「呼吸を変えれば、健康な体が手に入る。病気を遠ざけられる」とも言い換えられるでしょう。では「深い呼吸」とは、具体的にどうすればいいのか。次のページから実践法を述べていきたいと思います。

3 「いい呼吸」の実践法として優れる太極拳

「深い呼吸」の代表格は腹式呼吸です。先にも述べましたが、肺そのものは自分では動きません。肺が納められた胸郭を呼吸筋によって動かしているのです。

肋骨の間にある筋肉で胸郭を動かしているのが、いわゆる「胸式呼吸」。**横隔膜を動かせて胸郭を動かしているのが「腹式呼吸」です。**横隔膜は「膜」という名前がついていますが、ドーム状の筋肉で、お腹を引っ込めるようにして息を吐くと、横隔膜が上がって空気が押し出されます。横隔膜は縮むときに下がるので、お腹が膨らむようにすると空気が吸い込まれます。

ガス交換という観点からは「胸式呼吸」も「腹式呼吸」も違いはありません。通常、どちらか一方ではなく、両方が働いていますが、**腹式呼吸は肺の容積を最大限に使うような呼吸になるので、深く呼吸できる。**すなわち腹式呼吸の方が、換気量が大きくなるので、ガス交換の効率のいい呼吸なのです。

肺と胸郭、横隔膜のつくり

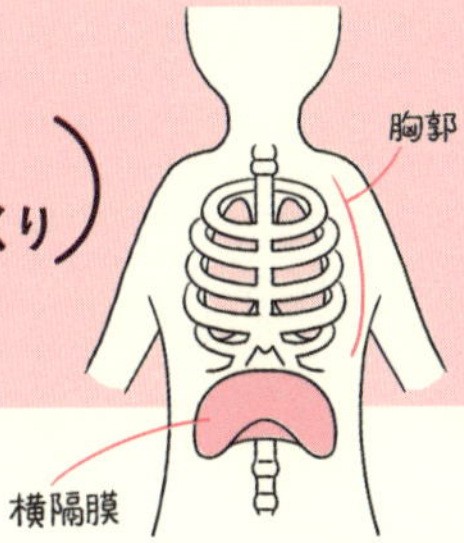

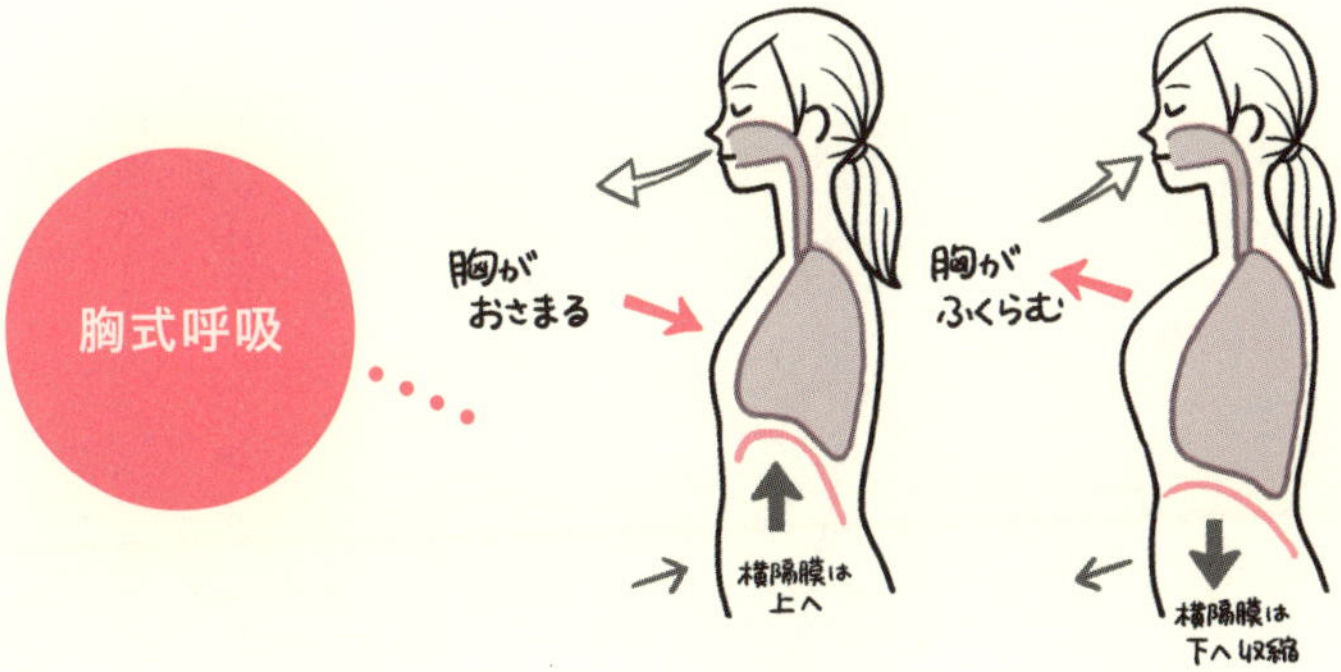

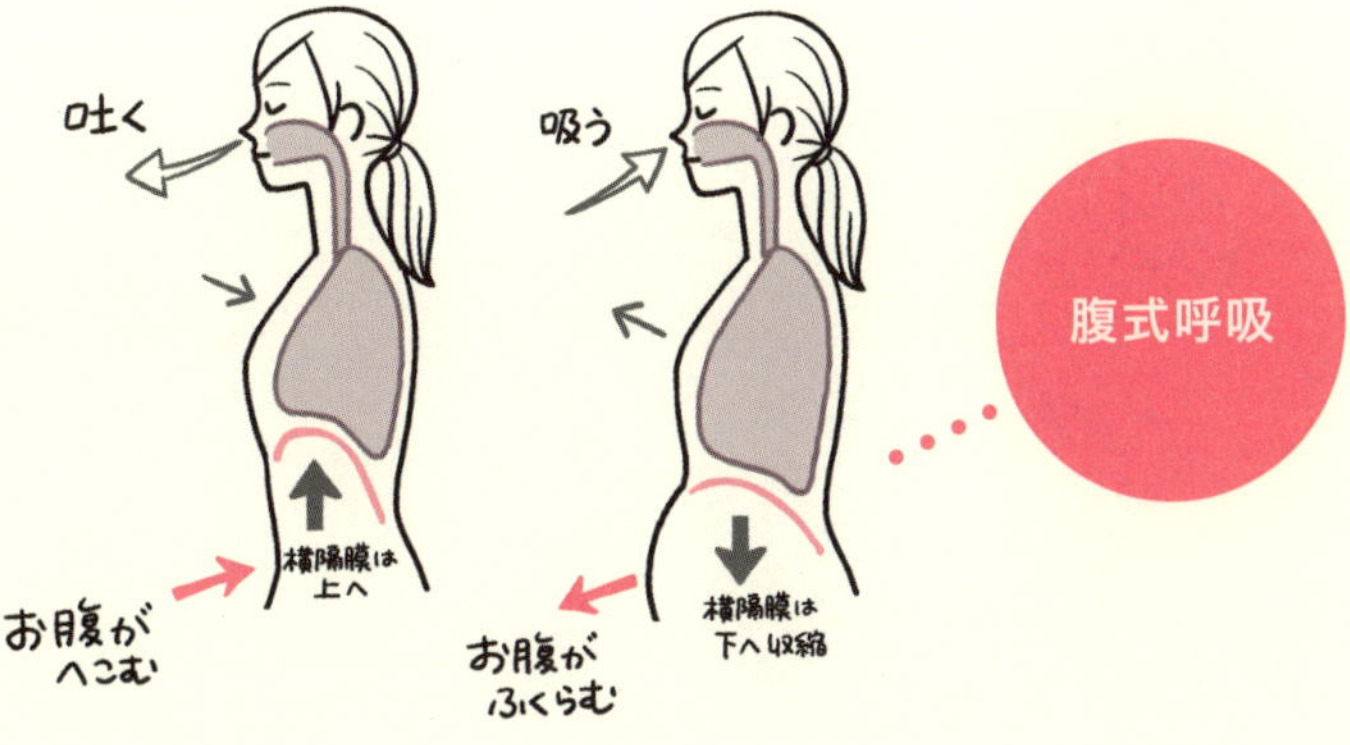

さっそく練習してみましょう。

❶片手をお腹（へその上あたり）に置きます。

❷お腹に置いた手で軽く押さえ、肺の中の空気をすべて出すつもりで、お腹が少しずつ引っ込むようにしながら、ゆっくりと息を吐いていきます。

❸手を置いた下腹を膨らませるようにしながら、深く息を吸います。目安として、１回10～15分程度続けましょう。

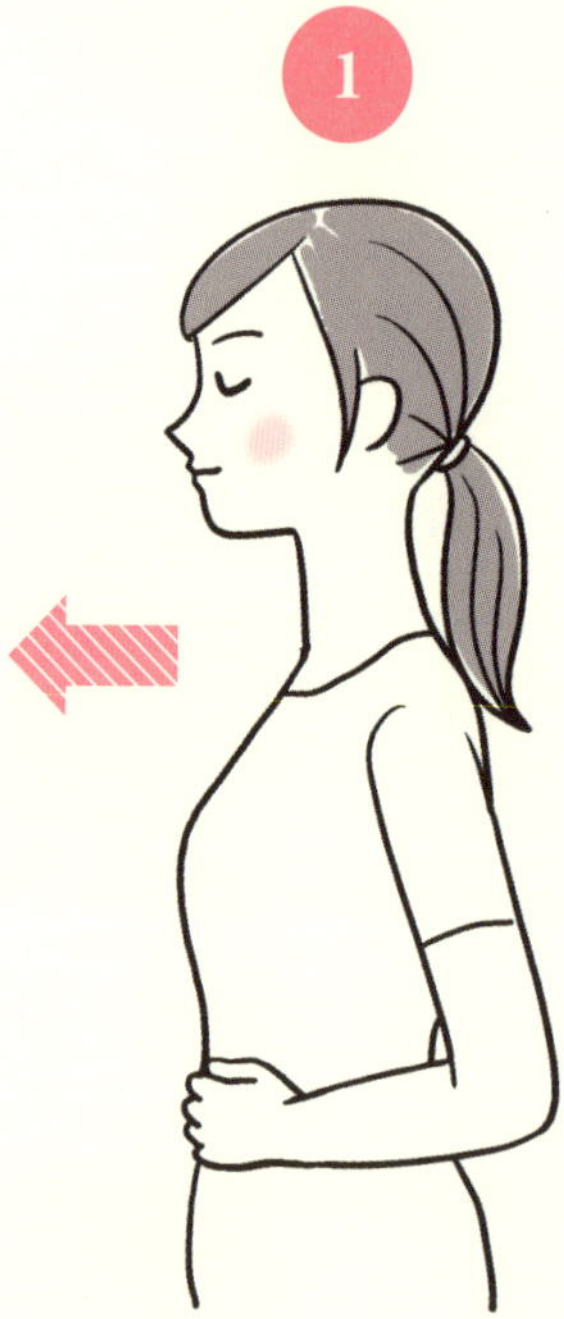

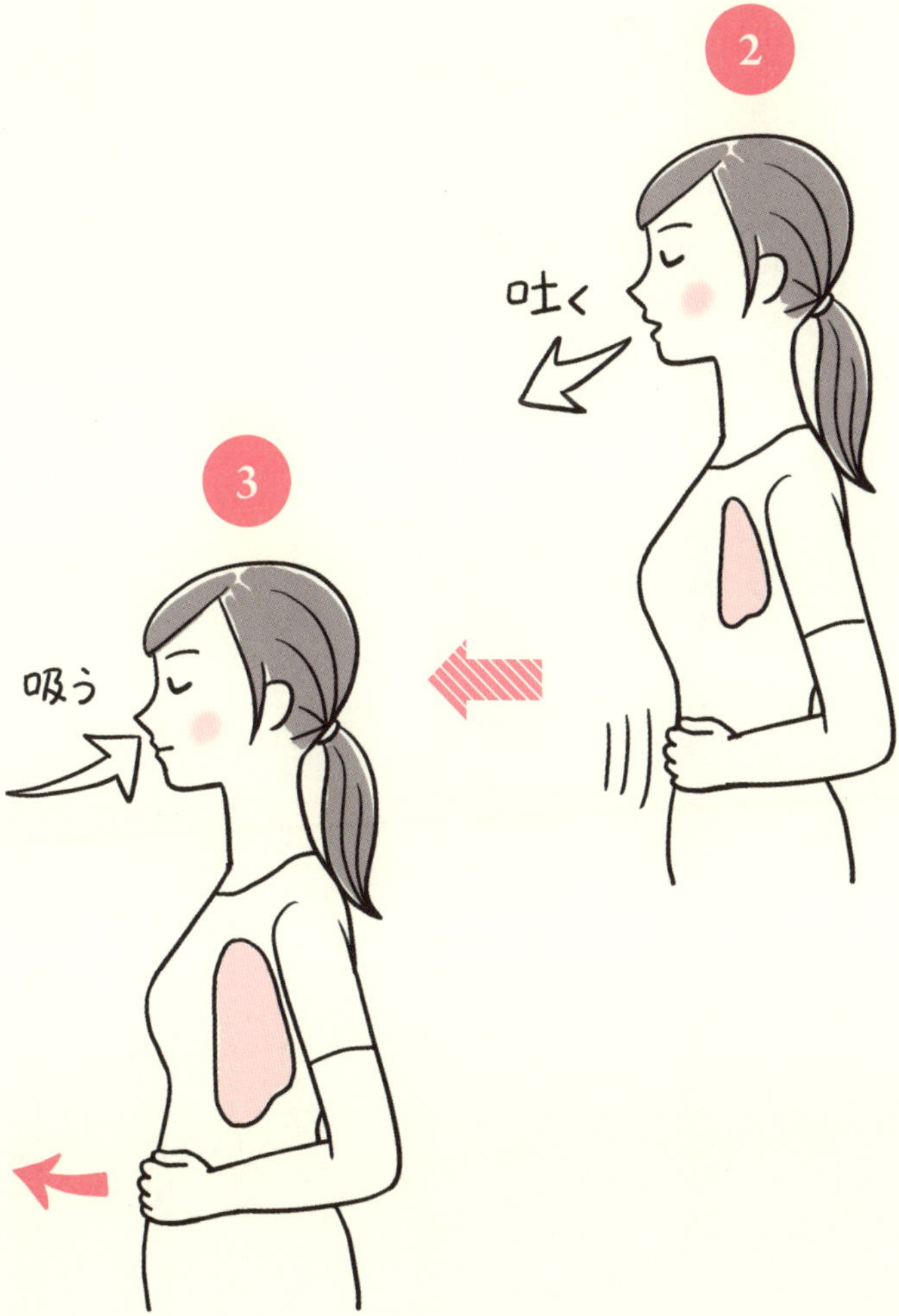
2
吐く
3
吸う

肺の機能は年齢とともに低下してくるので、**横隔膜のトレーニングは呼吸機能のアンチエイジングとしてとても重要です。**

私は50代になって、フルートを習い始めました。胸郭を動かすために大切な役割をしている横隔膜ですが、中高年になると衰えてくるので、そのトレーニングのためです。フルートは横隔膜の緊張の度合いで3オクターブの音を調節するため、とてもいいトレーニングになるのです。

カラオケで歌うときも、息を吐くときにお腹が引っ込むようにすると、横隔膜を使うことになります。中高年は積極的に歌ったほうがいいですね。

●動きに合わせて呼吸しよう

「いい呼吸」「深い呼吸」の実践法として、私が注目しているのが太極拳です。

太極拳を初めて習うときは、意識して深い呼吸をするところから、レッスンが始まります。

どんな呼吸法であれ、じっとしていて呼吸だけを意識して行うのは難しいのですが、動きをともなっていると身につけやすいのです。

先の❶〜❸を実践するとおわかりかと思いますが、腹式呼吸を意識して続けるのはなかなか大変です。でも、**ゆっくりと動きながら呼吸も意識する太極拳は、エクササイズとしても、呼吸の実践法としても優れています。**

本書の冒頭でも述べたように、**私が太極拳に興味を持ったきっかけは、高齢者で問題になるふらつきや転倒が、太極拳のエクササイズによって改善された**という論文を読んだことでしたが、私自身、太極拳を習うようになって、とても優れた呼吸法だとすぐに気がつきました。

イスに座ってもできる、基本的な呼吸法があります。136ページから詳しく紹介します。

腕をゆっくりと動かしながら、鼻から吸って鼻から吐く、もしくは鼻から吸って口から吐く。それを繰り返します。

初心者は、胸式呼吸か腹式呼吸かは気にしないで、自然呼吸で心地いい呼吸を繰り返すようにします。呼吸の仕方ばかり気にしていると、動きがおろそかになったり、かえってストレスを高めたりしてしまうので、これは重要ですね。

慣れてきたら、**「逆腹式呼吸」という武術の呼吸法を練習します**（左頁参照）。腹式呼吸とは逆に、吸うときにお腹をへこませて、吐くときにお腹を緩めるようにして呼吸します。

この「逆腹式呼吸」が、太極拳を行うときの呼吸になります。**心が落ち着き、血行を促進させ、体内に気力が満ちてくるという効果があります。**

最初は意識しながらですが、動きに合わせて息を吐いたり吸ったり、繰り返しているうちに、体が自然と呼吸法を覚えていきます。

「止まらずに動く」のが太極拳の特色です。手足も、腰も、重心も、円運動のイメージでずっと動き続けるのです。東洋的な「気のめぐり」という考え方が背景にあるからですが、円を描くことをイメージしていると、形にとらわれず、スムーズに動けるようになります。

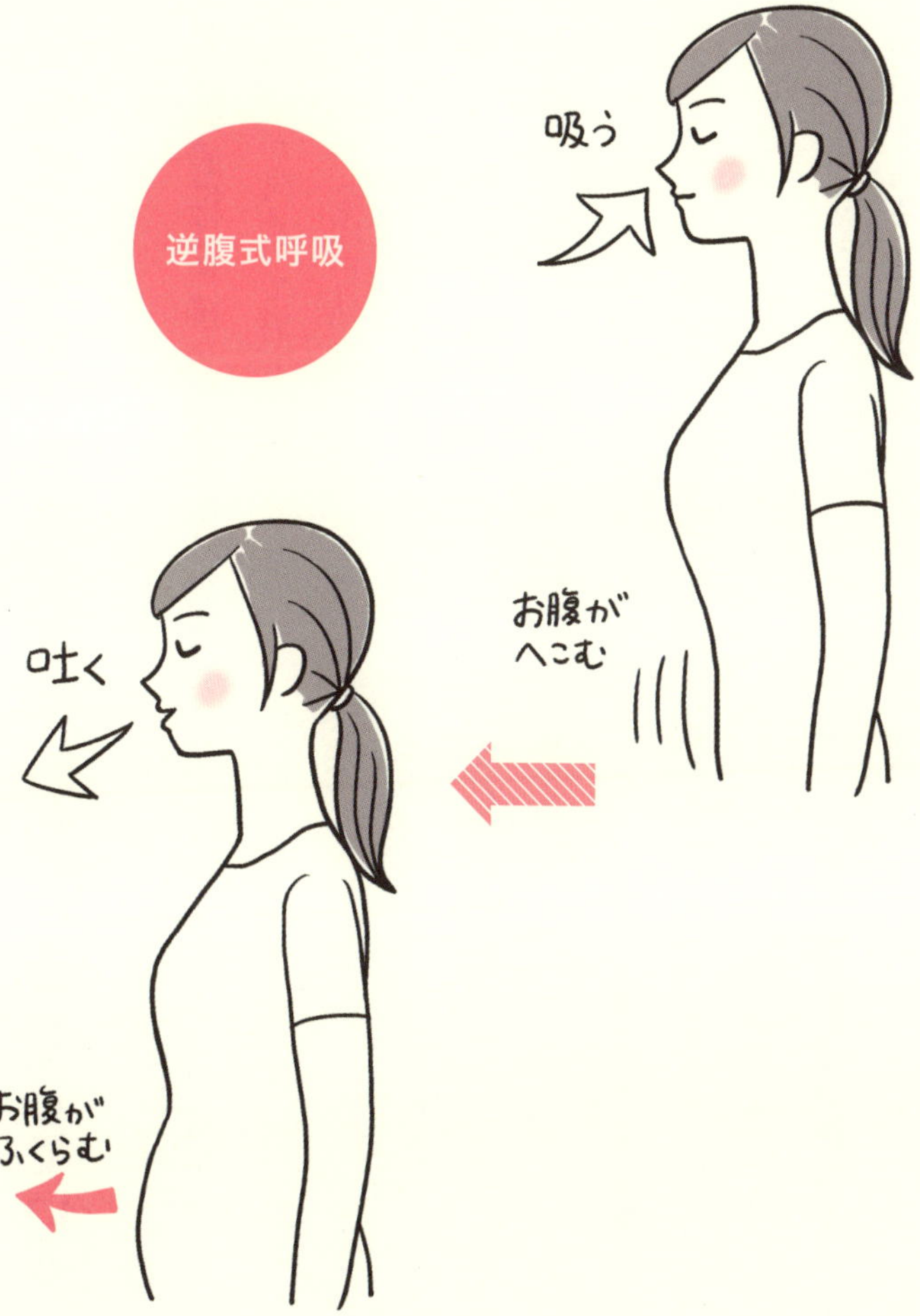
逆腹式呼吸
吸う
お腹が
へこむ
吐く
お腹が
ふくらむ

4 太極拳の姿勢と動きは「いい呼吸」に直結している

姿勢と呼吸には密接な関係があります。たとえば、猫背の人は呼吸が浅くなりがちです。背中が丸まって肩も内側に入るため、胸郭が圧迫されて肺が十分に広がらず、胸いっぱいに空気を吸い込むことができません。

となると、必然的に小さく速く動いて、浅い呼吸になります。酸素が足りなくなるので、換気の量を回数で稼ごうとするわけです。これは筋肉に余計な負荷がかかった状態なので、結果として、呼吸筋の負担が大きくなります。

「最近、なんだか疲れやすい」「頭がぼんやりした感じがして、あくびばかり出る」という人は、日常的にどんな姿勢になっているか意識してみましょう。自分ではリラックスしているつもりの姿勢が、実は胸郭を圧迫していて、深い呼吸を妨げている可能性があります。デスクワークなどでイスに座った状態でも、**日ごろから背中を伸ばし、胸を張って、胸郭を大きく使えるように心がけましょう。**

太極拳では、頭頂部から会陰まで、体の中心を一直線にした姿勢、「立身中正」が基本になります。左のイラストにあるように、首の力を抜いて、頭の上にあるものを押し上げるイメージで、肛門を締めて骨盤を前に出すようにします。膝は少し緩めて、腰をやや落とした姿勢です。

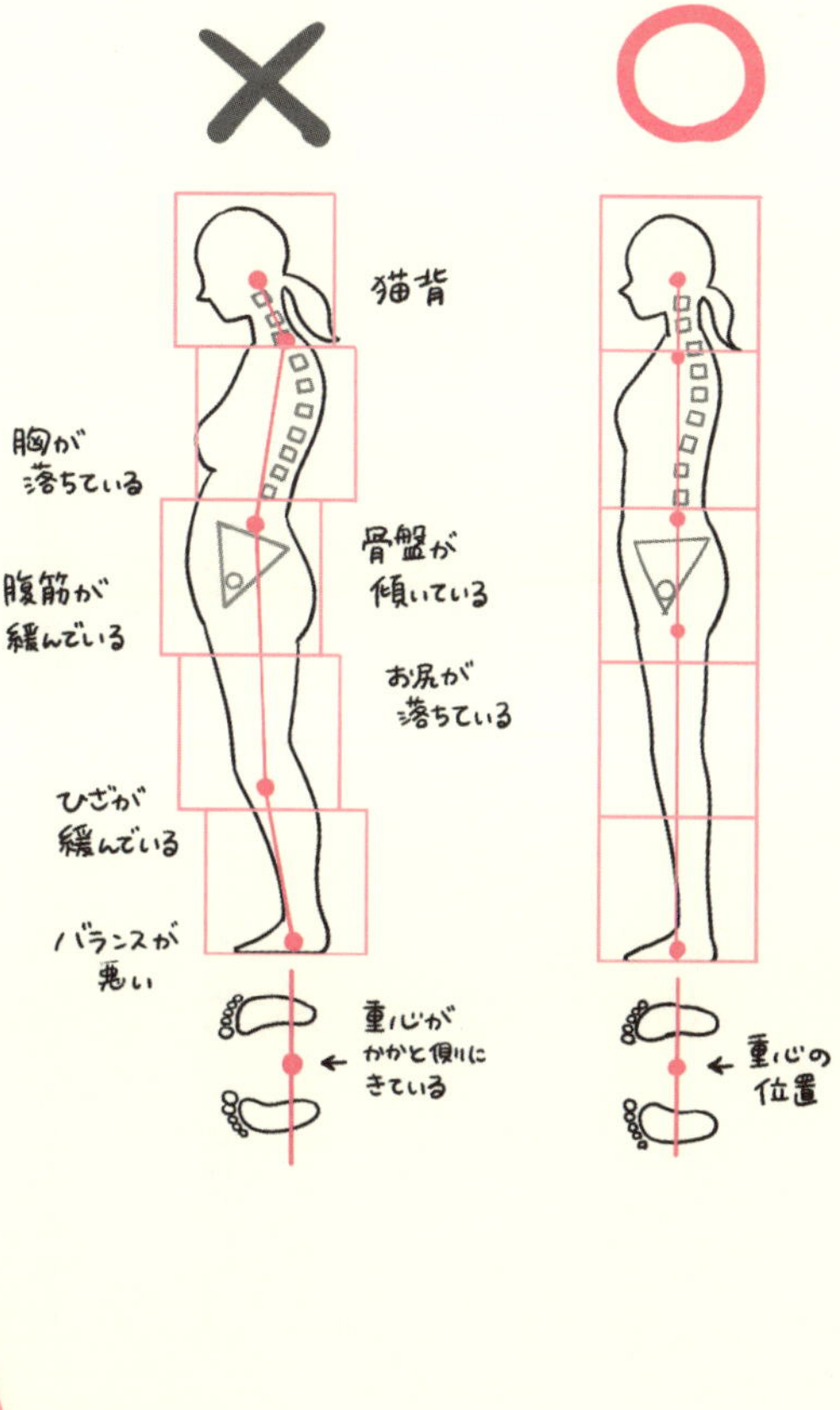

呼吸は、前述したとおり**「逆腹式呼吸」**です。**心が落ち着き、体内に気力を充実させるうえ、血行を促進させる効果があるとされています。**

左のイラストのように、息を吸うときは、**へそから指４本分下にある丹田を意識しながら、**下腹部をへこませて鼻から吸います。手を上げる動作のときは、この方法で息を吸いながら行います。

息を吐くときは、丹田を意識した状態で、下腹部を膨らませながら鼻から吐きます。手を下げる動作のときは、この方法で息を吐きます。

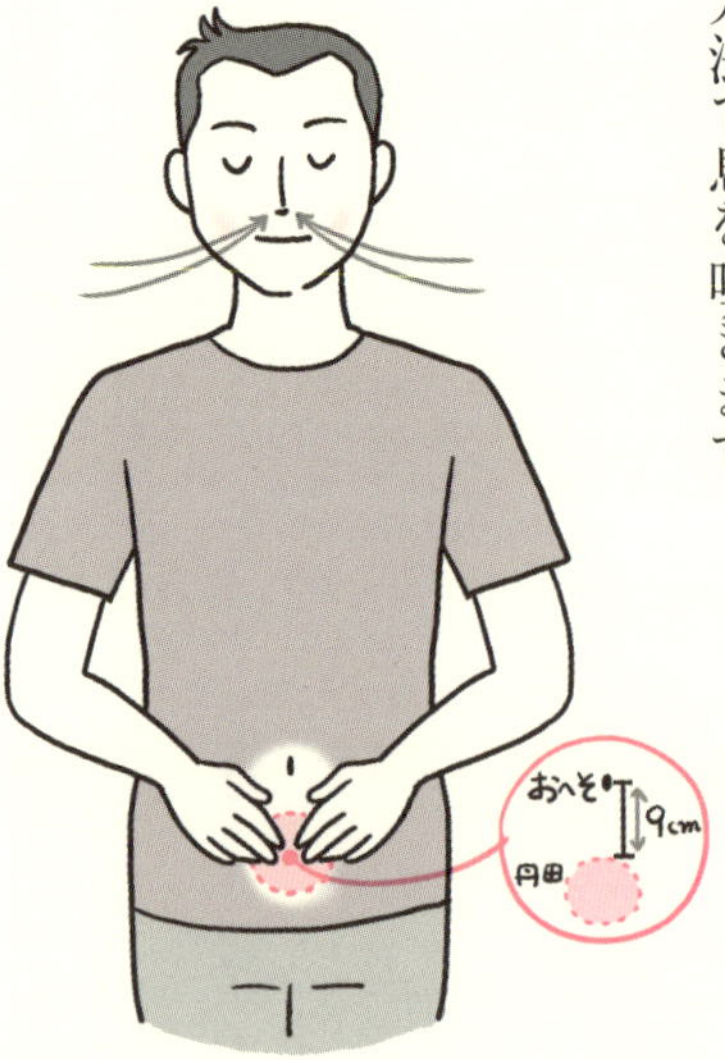

ここで、「姿勢」と「呼吸」に加え、もうひとつ太極拳の基本となる「動き」を紹介しておきましょう。イラストにあるような**「虚歩《シューブー》」と「弓歩《ゴンブー》」の2つの歩き方です。これを身につけると体幹が鍛えられて、代謝もよくなり、体の引き締め効果が実感できます。**

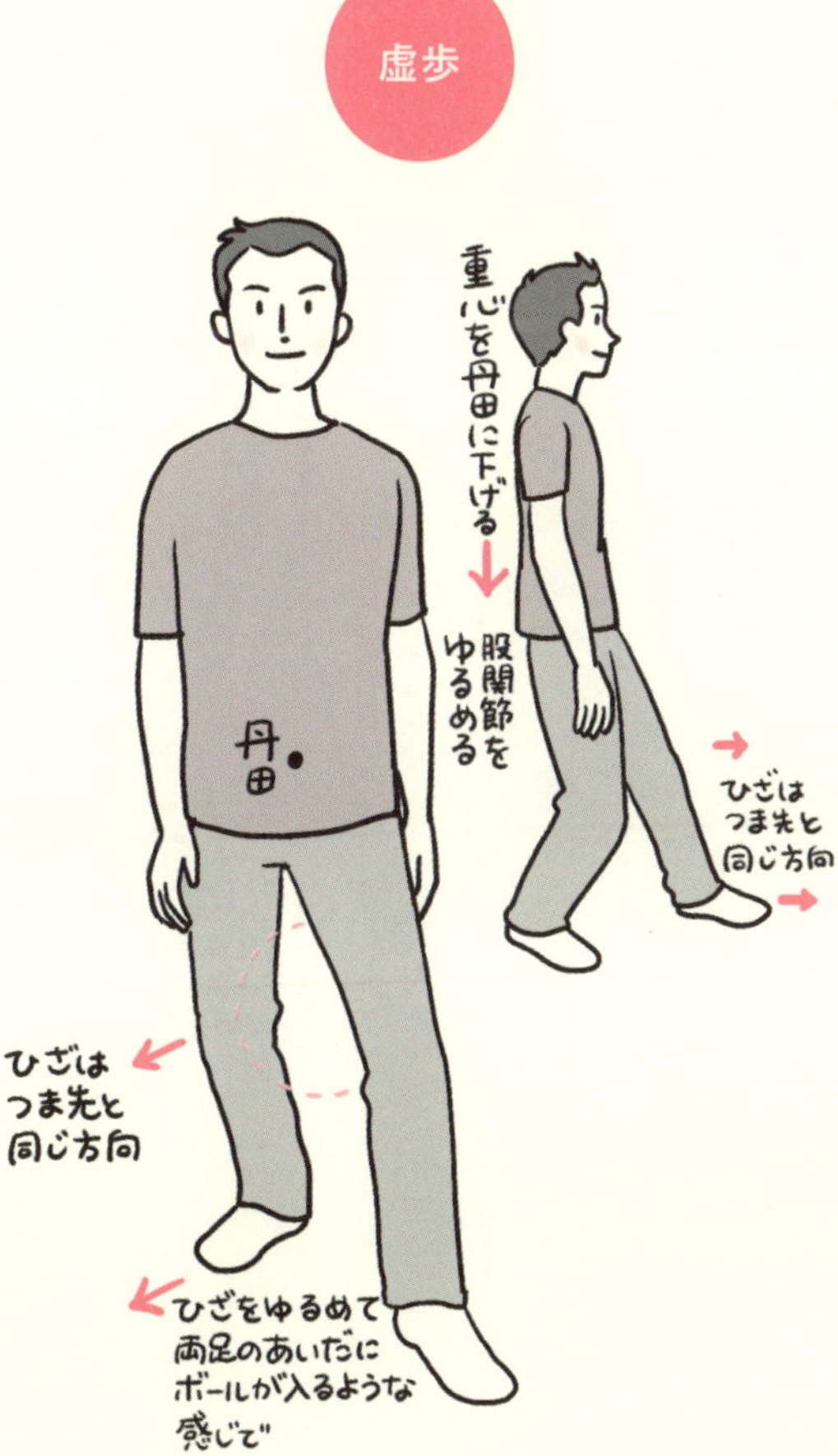

弓歩

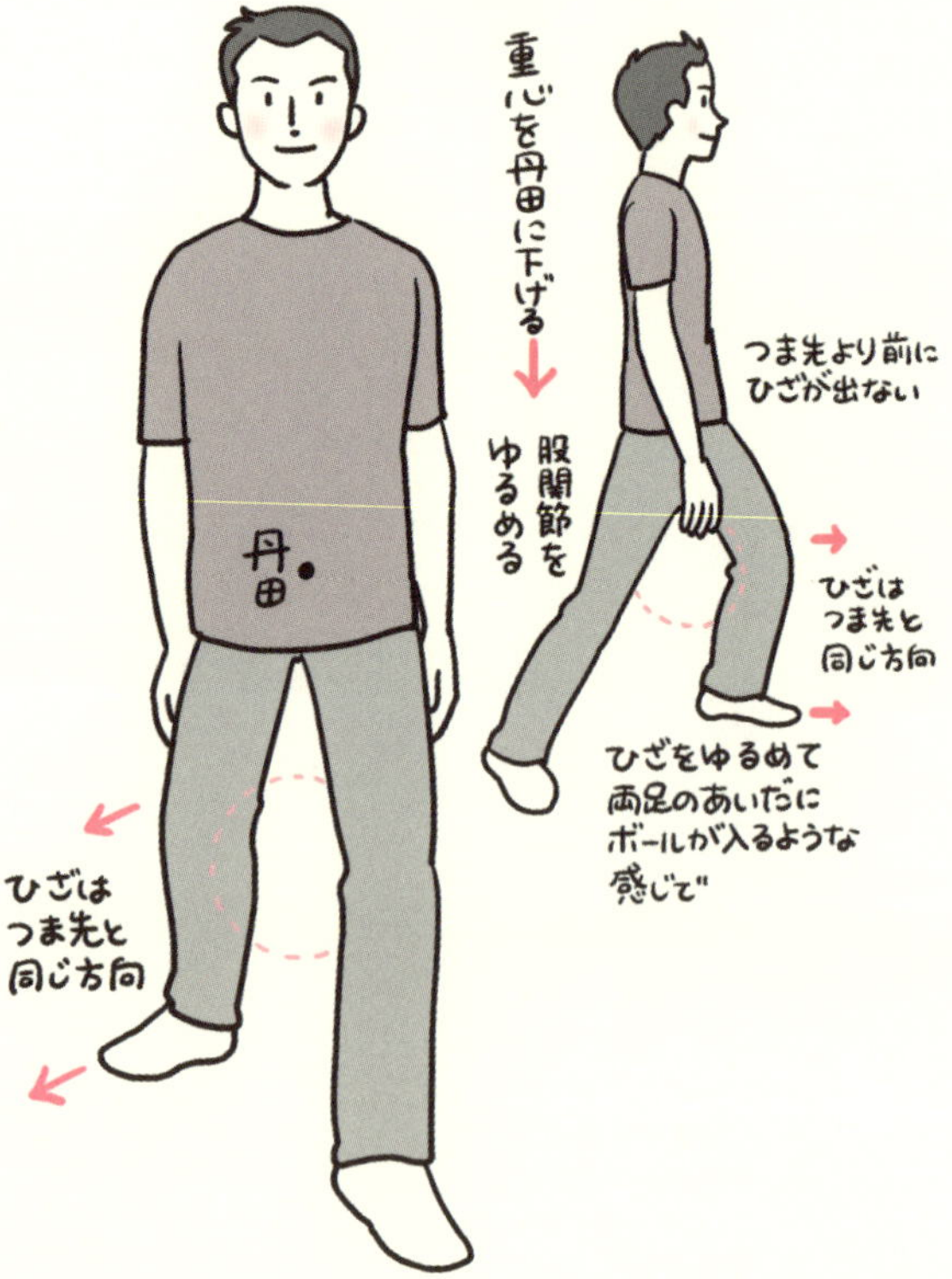
重心を丹田に下げる
股関節をゆるめる
丹田
つま先より前にひざが出ない
ひざはつま先と同じ方向
ひざをゆるめて両足のあいだにボールが入るような感じで
ひざはつま先と同じ方向

●太極拳の呼吸で体が若返る！

太極拳では、ヨガと違ってポーズを決めるのではなく、腕も首も腰も、止まらずに動かし続けます。しかもゆっくりと動く。だから**低強度（強度が低いこと。激しい運動ではないこと）で長時間、体を動かし続けることになります。**

運動することで筋肉は酸素を要求しますが、太極拳のゆったりした運動では、酸素の消費は少ないので要求も少ない。二酸化炭素の生成も少なくなります。一方で、深い呼吸によって意識的にたくさんの空気を取り込んでいます。したがって、体が要求する以上に、ガス交換が起きていることになります。

その結果、体の中で何が起こるのか？　結論だけ述べると、**細胞の中でエネルギーを作り出している〝電池〟にあたる部分が若返るのです。**

寝転んだり、じっと静止したままで深呼吸するよりも、体をほどよく動かしながら深呼吸するほうが血流がよくなるので、すみずみの細胞まで酸素が行き渡ることになります。つまり**太極拳は、健康になる呼吸法と言って過言ではありません。**

5 ゆっくりと動き続けるから健康効果が高い！

太極拳はゆっくりとした動きが基本になるので、運動が苦手な人でも無理なく実践できます。体に負担がかかりにくいので、高齢になってもできますし、生涯続けることもできます。それでいて、体を動かすことによるさまざまなメリットがあり、運動をしたという爽快感も得られます。

誰でもできる動作をゆっくり長い時間をかけて行うのが太極拳の特徴です。何でもないことのようですが、実はここに秘密があります。

日常の動作で、たとえばテーブルの上のお茶を取る場合を考えてみましょう。普通なら、さっと手を伸ばして取るところを、ゆっくり10秒かけて取るとどうなるか？

重心が微妙に動いていくので、普段なら使わない筋肉も使うことになります。腕の重さや湯飲みの重さを支えるため、さっと取るときとは筋肉の使い方も変わってきます。

結果として、血流はアップするけれど、消費する酸素はいつもとほぼ同じです。
このときに深い呼吸をして、肺にたくさんの空気を出し入れしてやると、細胞の中の〝電池〟が若返るという話を先にしましたが、血液中の二酸化炭素濃度が下がるので、酸とアルカリのバランスがよくなるという効果もあります。

浅い呼吸が続いて二酸化炭素が溜まってくると、血液は酸性に傾きます。そのため、腎臓では余分な酸を体外に排出したり中和したりして、ほぼ中性に近いアルカリ性に調整する必要が生じます。つまり浅い呼吸が続くと、腎臓への負担が大きくなるのです。

これは一例で、ガス交換が不十分になると、随所にこうした負担がかかっている状態が続くことになり、体にさまざまな不調が生じます。

長時間、ゆっくりと動けば、しっかりガス交換が行えるので、健康効果が高いのです。

バランスを取りながら全身をゆっくりと動かしていくことで、普段は使っていない体中の筋肉が働きます。結果として、自然に姿勢もよくなっていきます。**姿勢がいいと胸郭を大きく動かすことができるため、ますますガス交換の効率のいい、深い呼吸になるとい**

う好循環が生まれます。

●ヨガと太極拳の大きな違いとは？

私たちが無意識に呼吸しているときも、たくさんの筋肉がかかわっています。肺に近い胸の筋肉だけではありません。肩や背中、お腹や脇腹にある筋肉も、呼吸するときに働いているのです。

たとえば背骨を支えている脊柱起立筋《せきちゅうきりつきん》は、息を吸い込むときにも働きます。腹圧を保ち背骨をまっすぐに立てる役目のある腹横筋《ふくおうきん》は、息を吐ききるときにも使います。

脊柱起立筋や横筋はいわゆる体幹の筋肉ですから、これらがしっかり働いている人は、姿勢がきれいな上、深い呼吸ができることになります。そして、深い呼吸ができる人は、姿勢も美しくなるという関係も成り立つわけです。

呼吸や姿勢を重視する点ではヨガも同じですが、ヨガでは瞑想に比重が置かれていることもあって、基本的に体が静止したポーズをとります。したがって需要以上に酸素を供給したり、二酸化炭素をしっかり排出するといった効果は、ヨガの場合、実はほとんど期待できません。

ゆっくりと筋肉を動かし続けて、全身のすみずみまで血液を通わせることができる——これは、太極拳で呼吸するときの大きな特徴です。

太極拳のレッスンを受けている人は皆さん、とても若く見えますが、これは体のバランスのよさが一見してわかるためだと思われます。**若々しい印象の秘密は、骨密度が高いとか筋力があるといったことよりも、バランスのよさと、細胞レベルでの若返りにあると言えるでしょう。**体内のバランスを整えることが、結果として、「外見の美」にもつながることの実証です。

6 太極拳は「動く漢方」――医療の世界からも注目されている

太極拳の語源を知っていますか。「太極」とは「宇宙の根源」を意味します。東洋医学でも使われる言葉で〝調和のとれた状態〟のこと。心身の調和があってこその健康です。

21世紀に暮らしている私たちは、「具合が悪くなっても医者にかかればなんとかなるだろう」と考えて働きすぎたり、不摂生しがちです。ややもすると病気になってから、劇的に効く薬や治療法に期待して探し求めます。

しかし、これはおかしな話ですよね。病気にならないように節制するとか、食事や運動に気をつけることのほうが、ずっといい。本末転倒なのです。

漢方など東洋医学では、病気になる前の段階を「未病《みびょう》」としてとらえます。要するに〝調和が乱れている状態〟なので、この段階で「体の中で起きている異変に対して、自然治癒力を回復させる」ことを重視するのです。

動きと呼吸によって、健康を取り戻したり、維持したりする太極拳は「動く漢方」と

も言えるでしょう。

日本では今、8割以上の医師が、日常診療に漢方薬を用いているというデータがあります。また、西洋医学と漢方のような伝統医学の融合は、世界的に関心が高まっているテーマです。

人間の体や病気のような複雑なものを扱うとき、現代の医学のベースにある西洋医学では、単純な要素に分割して、人体や病気を理解しようとします。病原体の発見も、どんどん細分化が進む臓器別診療も、要素を徹底的に理解しようとしているからで、現代を生きる私たちが、高度な医療を受けられるのは、こうした「要素還元主義」の恩恵を受けていることにほかなりません。

私自身、遺伝子や分子のレベルで老化や寿命の研究を続けていますし、そこからわかってきたこともたくさんあります。

〝長寿遺伝子〟という言葉を最近よく聞きますね。老化のスピードをコントロールする遺伝子のことです。運動をすると細胞の中でエネルギーが消費され、エネルギーの代謝産物が〝長寿遺伝子〟をオンにします。たとえば、毎日、15分程度の早歩きで死亡率が

14％減るという結果も出ているのです。

最近の研究では、**ストレスが〝長寿遺伝子〟に影響を与えることもわかりました。**

だから単純に「要素還元主義」がよくない、ダメだというわけではないので、誤解をされないように。ただ、万能ではないということも事実でしょう。現代医療に携わる医師も研究者も、優れた人ほどこの事実に謙虚だと思います。

●「動く漢方」で生活習慣病や認知症を遠ざける

漢方など東洋医学では、自然界の万物を指す「大宇宙」と、人体という「小宇宙」が、お互いに調和しあうことで健康が保たれると考えます。もちろん太極拳もこの考え方に基づいています。

複雑な人体や病気を、複雑なままとらえる人間中心の自然観、宇宙観ですから、要素に分解して理解しようという西洋的な考え方とは正反対です。以前は、こうした考え方は非科学的とされていたのですが、今は漢方医学にもさまざまなエビデンスができ、細分化が進んだ現代医療の弱点を補完しうるものとして、確たる地位を占めています。

漢方でも太極拳でも、「未病を防ぐことが最もよい」とされてきました。

古来、不老長寿は人類の夢でしたから、アンチエイジング（抗加齢）とも、密接な関わりがあります。さらに予防医学として見ても、非常に優れています。

長寿化や高齢化が進む今、太極拳はそうした観点から、医療の世界からも注目されています。エクササイズとして見たとき、太極拳には、

・多くの筋肉と関節を同時に動かす
・複雑な運動を取り入れ、五感を働かせる
・心肺機能を高める有酸素運動を行う

といった特長があります。中国では40代になるころから、多くの人が太極拳を始めるそうですが、これはとても合理的です。中高年の健康をおびやかす動脈硬化、高血圧、糖尿病、がんといった生活習慣病、さらには認知症など「かかってから治す」のは大変です。太極拳は、こうした病気を遠ざける、あるいは「未病」の段階で治す可能性を秘めており、私も興味をもって研究を進めています。

7 呼吸と運動の〝合わせ技〟で大きなストレス解消効果

「なんとなく体がだるい」「やる気が出ない」「集中できない」「頭が重い」「あちこちが痛い」「動悸がする」といった自覚症状を訴える人が増えています。

検査しても、特に原因になるような異変は見つからないことが多く、**「気のせい」「年のせい」で片づけられてしまうこともしばしばあります。**ストレス社会と言われる現代は、こうした不定愁訴《ふていしゅうそ》（特定の病気とは言えない、漫然とした体の不調）と呼ばれる状態に陥りやすいのです。

一口にストレスと言ってもさまざまです。暑さ・寒さや大気汚染、紫外線、タバコ、食べ過ぎ、運動不足、睡眠不足など不規則な生活といった外的、内的な身体的ストレス、人間関係や家族関係、離別・死別ほか心理的ストレスなど多種多様です。

ストレスは不定愁訴だけでなく、あらゆる生活習慣病の要因にもなり、さらには免疫力が低下してがんにかかるリスクも上げてしまうので、上手く解消してコントロールしなくてはいけません。

ストレス解消法として、大きな効果があるのが「体を動かすこと」です。

これはなぜか？　体を動かしているとき、脳は体のすべての機能を維持することに活発に働きます。筋肉に指令を出して手足の動きや体のバランスを取る一方で、呼吸によって酸素を取り込んで、心臓と筋肉に酸素を届けるなど、全身の器官を安全かつ効率よく保つことに脳は集中するのです。

少なくとも日常の心理的・精神的ストレス要因にとらわれているどころではなくなるので、頭の中はスッキリ爽快になっていきます。もちろん、脳細胞に新鮮な酸素が大量に供給されることも大きいです。

太極拳は、多くの筋肉と関節を同時に動かす複雑な運動ですから、脳はフル回転します。しかも酸素がたくさん取り込まれた状態で血流がよくなるので、とりわけストレス解消効果が期待できるのです。

●ストレスは3段階で体に悪影響を与える

ところで、なぜストレスが健康にとって大敵となるのでしょう。生命維持に適した一定の状態に体内環境を保つ仕組み（ホメオスタシス＝恒常性）にダメージを与えるからです。

それも自律神経系、内分泌系、免疫系の三段階で体に悪影響を与えます。

気温が低いと体に震えがくるのは、自律神経の働きで自動的に筋肉を震わせて発熱させ、一方で血管を収縮させて体温を逃がさないようにしているからです。ストレスに対しても体内環境を保つため、真っ先に働くのが自律神経です。

そのため、ストレスが解消されず負荷がかかった状態が続いた場合は、自律神経が過度に働きすぎて、めまいや冷や汗、動悸、頭痛など、さまざまな症状が出てきます。これは、寒くて震えがきているのに暖かい服も着ない、エアコンなど暖房もつけないという状態を続けて、風邪を引いてしまうようなものです。

さらにストレスを放置していると、内分泌系に影響が出てきます。内分泌系とは、ホルモンによってホメオスタシスを働かせる仕組みで、さまざまな器官で作られるホルモンが、特定の細胞に働きかけて作用します。

ストレスが長期化すると、副腎皮質からステロイドホルモンが出てきます。これは主に炎症を抑える働きをするホルモンですが、大量に分泌されると動脈硬化のリスクを高めたり、インスリン（血糖値を下げるホルモン）の利き目を悪くする「インスリン抵抗性」を引き起こして高血圧や肥満のリスクを高めます。すなわち、**あらゆる生活習慣病の引き金になってしまう**ということです。

さらに次の段階に進むと、免疫系が影響を受けます。ご存知のとおり、免疫系は細菌、ウイルスなど外部から侵入した敵を見つけて攻撃する働きのほか、体内で発生するがん細胞の芽を見つけて摘み取る役目があります。

ストレスを感じて弱っているときは、風邪やインフルエンザにかかりやすいものですが、**ストレスが慢性化した状態では、がんに対する防御力まで弱まってしまうので、適切に解消することが健康長寿の秘訣になるわけです。**

8 エビデンスに優れる太極拳

さて、太極拳に話を戻しましょう。なぜ太極拳が私たちの体と心にいいのか、どうすればより効果的に健康維持ができるのか、メカニズムの研究やエビデンスの確立、さらに人材育成を目指して、私は「国際メディカルタイチ協会」という組織を立ち上げました。タイチ（ＴＡＩＣＨＩ）とは、太極拳という意味の英語です。

さまざまな研究機関や医療機関と連携しながら、太極拳の医学的な実証データと、東洋・西洋医学の太極拳に関する情報を蓄積して、その目的を達成しようと取り組んでいるところです。

太極拳の健康効果が高いことは、歴史の中で経験的に知られてきましたが、最近になって次の9種類の効果についてエビデンス（医学的根拠）が報告されています。

エビデンスが認められている太極拳の健康効果

❶高齢者の転倒を予防する
❷バランス、柔軟性、
筋力を高める
❸敏捷性と耐久性の向上
❹心肺機能を高める
❺血圧を下げる
❻慢性の痛みを改善する
❼不安症・うつを改善する
❽睡眠の質を高める
❾幸福感・健康感がアップ

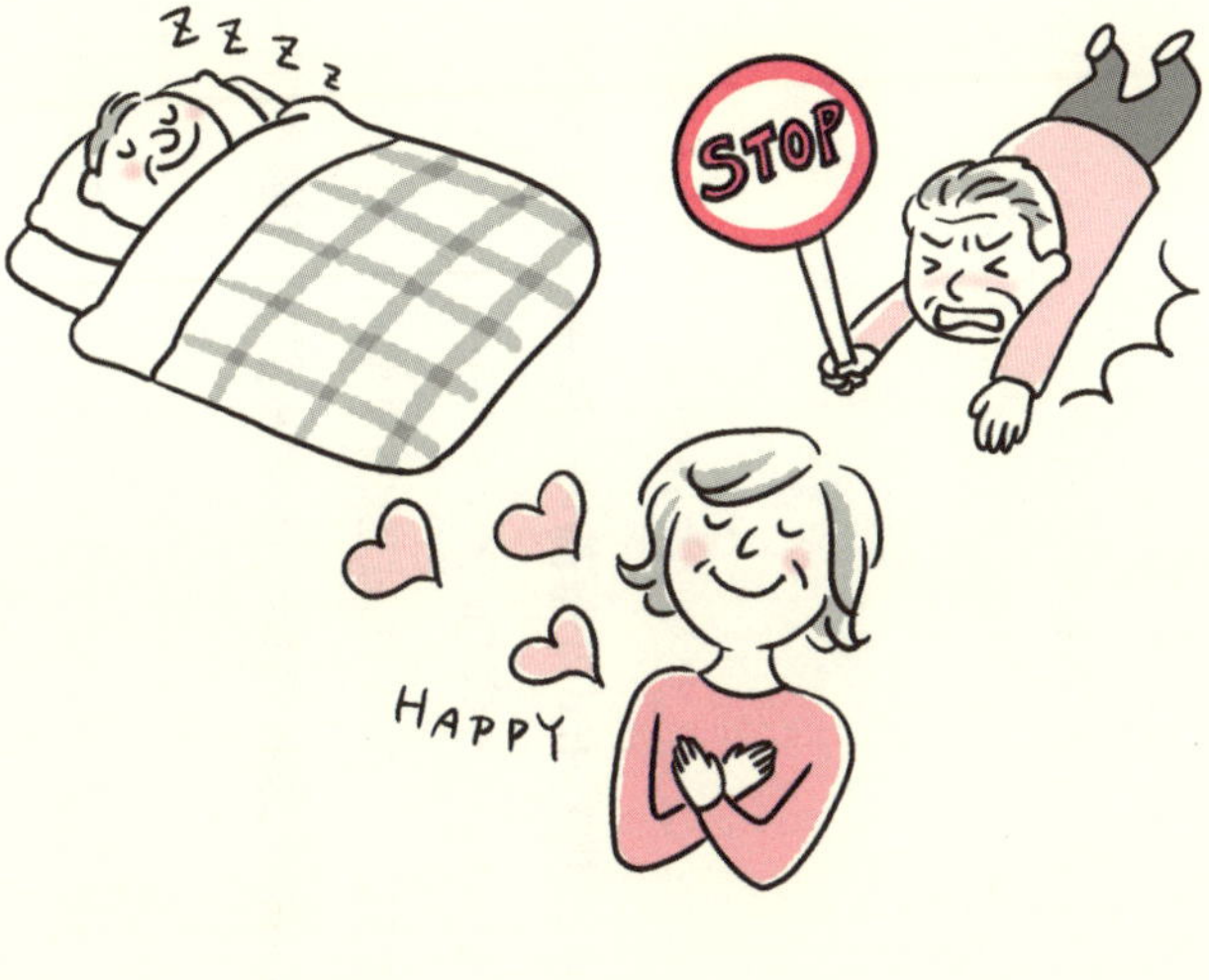

第2部で概要やエビデンスに触れますが、中高年の健康維持に太極拳は有効です。事実、中国では30代〜40代になると、みんな始めるのだそうです。定期的な運動習慣の大切さは、あらためて述べるまでもありませんね。

太極拳は、道具も準備も不用で続けやすい上に、運動神経よりも、経験年数を積めば上達するということも、中高年に向いています。中国では朝の公園で行うなど、伝統的に屋外で行われてきましたが、自然の中でのアウトドアスポーツとしての魅力も備えています。**世間にはいろいろな健康法やフィットネスがありますが、太極拳ほどエビデンスが揃っているものはありません。**それなのに、ほとんどエビデンスがないヨガが、こんなに流行っているのは不思議です。

●「メディカルタイチ」を普及させたい

私は太極拳をベースにした、エビデンスに基づくエクササイズとして、「メディカルタイチ」を提唱しています。

心身の健康寿命を延ばし、若々しく年齢を重ねるには、何歳であろうと体を動かすことが大切です。特に介護の現場などでは、運動しないと体も頭も衰えることを実感している人が多いのではないでしょうか? **でも、高齢者になると、できる運動がないという問題に突き当たっていた**わけです。

その点、**太極拳は、深い呼吸とゆっくりとした動きなので、高齢者の運動としても最適です。**「高齢者にもできる運動を!」という現場の声に応えて、最大の特徴である呼吸法と、イスに座ってできる高齢者向きの太極拳プログラムを作り、「メディカルタイチ」の普及に取り組んでいます。

もちろん「なぜいいのか」「どんな効果があるのか」といったエビデンスがあるエクササイズです。きちんと効果が上がるよう、我々「国際メディカルタイチ協会」では座学で取得できる認定資格を作って、指導士の育成も始めました。

介護やリハビリの現場に取り入れることで、利用者のQOL(Quality of Life=生活の質)を高めることができます。事実、高齢者施設や介護施設で働くみなさんや、さまざまなボランティア活動をされている方々に「役立つ資格」として好評です。趣味で始めた太極拳に魅せられて指導士の資格を取り、今では毎週のように施設からの指導依頼がきているという方もいます。

健康寿命を延ばすことは高齢社会の課題です。その解決策として、今、高齢の人にも、これから高齢になる人にも「メディカルタイチ」に触れてほしいと願っています。

ひとりひとりの幸せのためであることに加えて、際限なく増加する医療費を抑えるという意味からも、「メディカルタイチ」を普及させていきたいと思います。

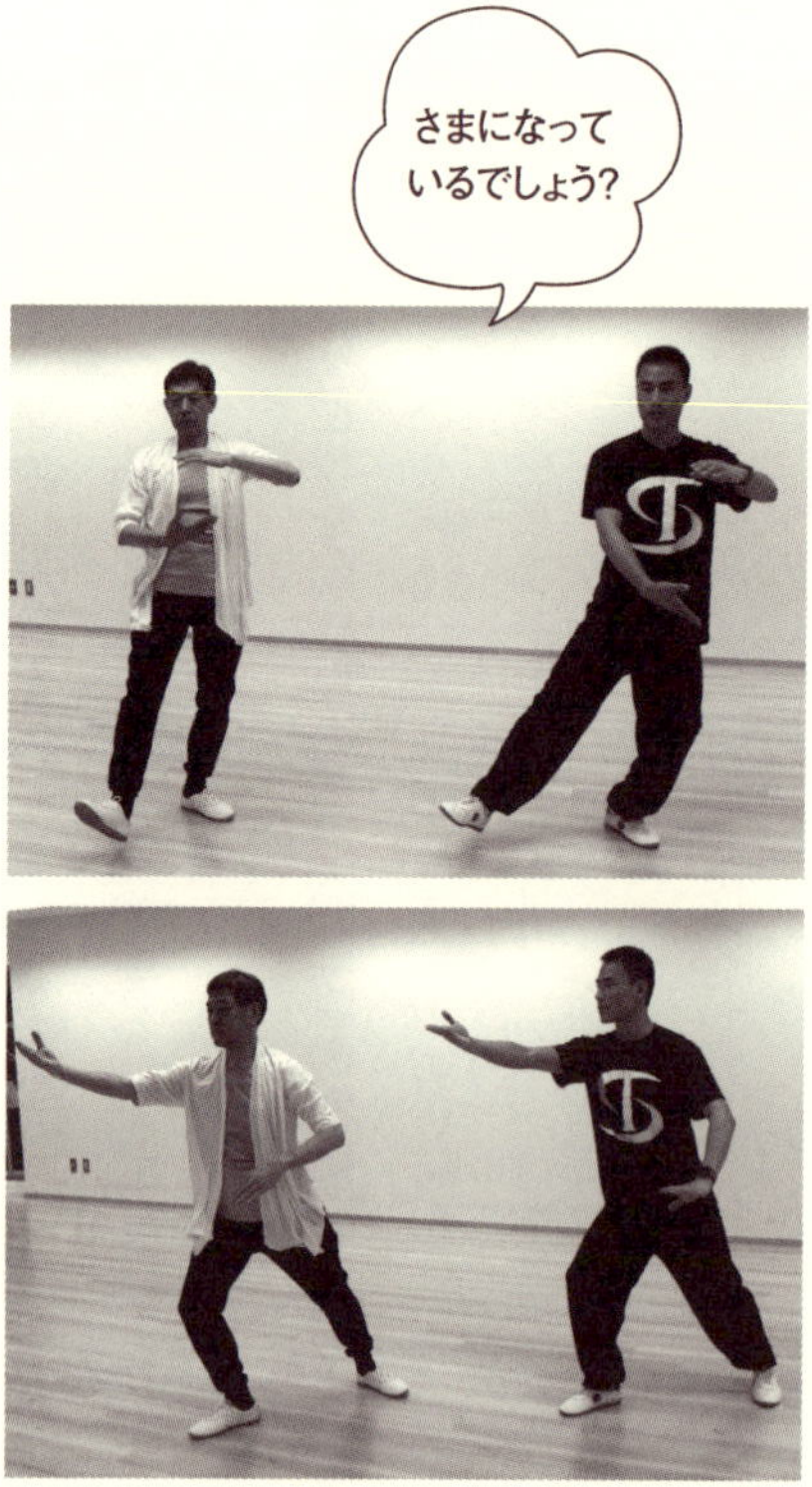

メディカルタイチは高齢者に必要な3つの「調」で構成されている

調息	調身	調心
深く、長い呼吸を意識して行う	ゆっくりと安定した動作を行う	心を落ち着かせ、精神を安定させる
心肺機能を高め、全身持久力の強化	身体の関節可動域の改善、筋力の強化	精神の安定化 脳の賦活化（脳トレ）

特長

・体重移動をともないながら、多くの関節や筋肉を同時に動かす
・バランスが崩れないように、さまざまな感覚器官を活性化させる
・呼吸をあわせながらゆっくりとした動作を長時間行う有酸素運動

効果

・骨密度が増加し、骨折を防止
・転倒予防
・有酸素運動により全身持久力を改善

9 「深い呼吸」によって「細胞の電池」が若返る

ここまで、「深い呼吸」をはじめとして、いささか文学的な表現で説明してきましたが、少しだけ科学的な言葉で、**「体が若返る」とはどういうことか**を述べておきたいと思います。しっかりガス交換をしたとき、体の中では何が起こっているのか、ミクロのレベルで呼吸を見るとどうなっているか、ということです。

人の細胞の中でエネルギーを生産しているのが、ミトコンドリアです。高校の生物の教科書をなんとなく覚えている人もいるかもしれませんね。細長い楕円形で二重の膜に包まれた小さな器官で、ひとつの細胞の中に数百～数千個も存在しています。

肺から吸い込んだ酸素は、血液によって運ばれて細胞に取り込まれますが、この酸素が使われるのは、ミトコンドリアによってグルコース（ブドウ糖）やケトン体を分解していくときです。**エネルギーは、グルコースやケトン体を分解していく過程で出てきます。**これが

「代謝」です。

私たちはこのエネルギーを利用して、生命を維持していることになります。よく、エネルギーを「燃やす」と言いますが、より正確に言えば「分解」しているのです。

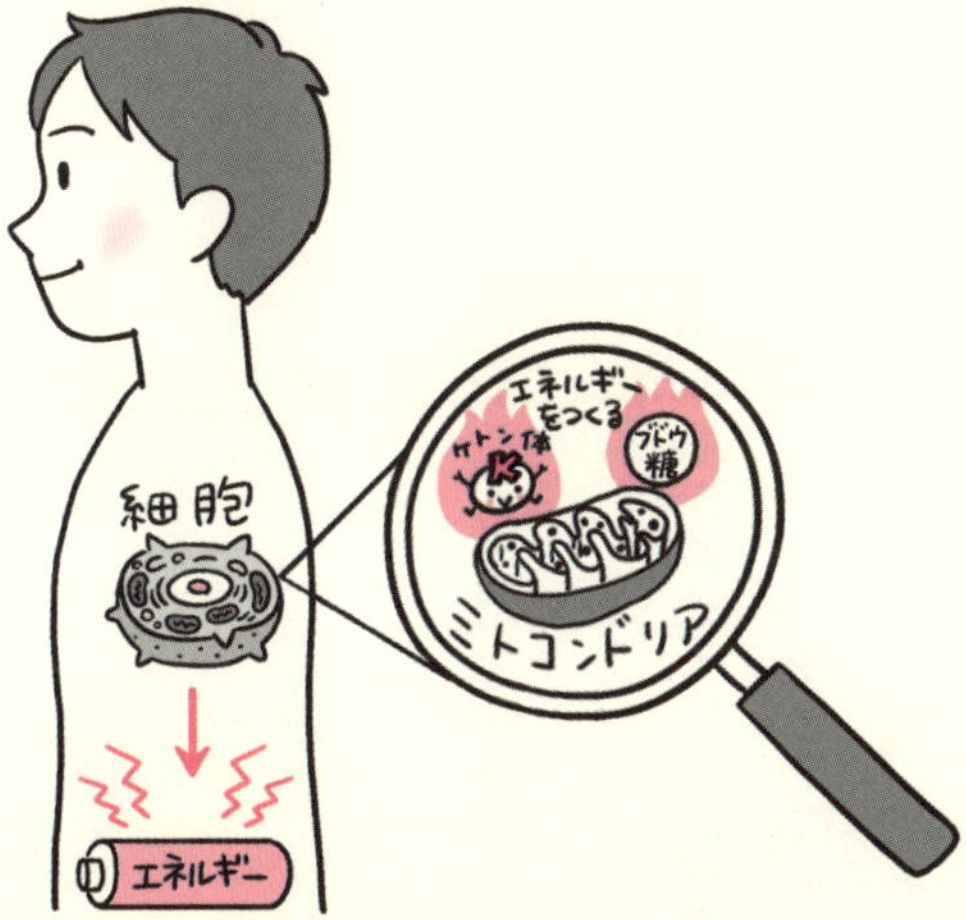

もう少し詳しく言うと、呼吸による代謝には3タイプあって、それぞれ分解の過程で出てくる物質を、ムダなく利用するようになっています。その代謝タイプのひとつに、NADHとFADHという物質が分解されていく仕組みがあります。

最終的には水と二酸化炭素になるのですが、その途中、酵素の働きによってミトコンドリアの内膜で、電子と水素イオンが内外に分かれます。簡単に言ってしまえば、「電池」です。**グルコースなどの燃料と、酸素を外から供給して電池を作り出しているので「燃料電池」ですね。**

この電池のおかげで、ATPが生産されて筋肉や脳が働いている。**電池を働かせるために、呼吸をしていたのです。**よく「活力」と言っているのは、まさしくこれのこと。**ミトコンドリアの電池が元気であるということです。**

●電池を若返らせよう

ところが、この電池の性能は加齢とともに落ちてしまいます。老化とは、電池がなくなってきて、ときどきエネルギー切れを起こすようになった状態とも言えるでしょう。

年を取ってくると、ミトコンドリアの電池が弱ってくるので、筋肉や脳の働きが悪くなる。これが加齢にともなう筋力の低下や認知機能の低下につながるわけです。

筋力が衰えると呼吸も弱々しくなります。姿勢もうつむき加減で猫背になると、呼吸も浅くなる。つまり換気量が低下します。電池が弱っているのに、酸素が不足するわけですから、ますます元気を失う、衰えるという悪循環です。

一方、太極拳によるエクササイズは、筋肉の要求以上に酸素を供給します。ゆっくり動くので、酸素消費が少ない運動でありながら、「深い呼吸」を重視していることで換気量が多い。さらに動きによって血流も上がるので、すみずみの細胞まで酸素が行き渡ります。すなわちミトコンドリアまでしっかり届きます。

その結果、弱っていた電池も元気が出てきます。正確に言えば、ミトコンドリア内膜の電位が上がる。したがって「活力」も復活するというメカニズムです。

10 中高年からの健康維持に最適！一生楽しめる太極拳

太極拳は、古くから中国に伝えられてきた武術のひとつですが、東洋の哲学に基づいた健康体操へと進化して広まってきました。先に述べたとおり、「太極」とは「宇宙の根源」という意味で、心身ともに中庸であり〝調和のとれた状態〟を指しています。

これを別の言葉で言うと、私たちの体が生まれながらに持っている「自然治癒力」に当たります。**本来は薬や医療の力を借りなくとも、健康を維持できる仕組みが備わっているのです。**たとえば、ケガをしてもやがて血が止まり、傷はふさがります。傷んだものを食べると吐いたり下痢をしたりしますが、これは悪いものを早く体外に出そうとして起こる反応です。風邪やインフルエンザで熱が出るのは、ウイルスを撃退するためです。

ケガや病気が治るのは、この自然治癒力があるためです。**どれだけ医学や治療技術が進歩しても、医療とはこの自然治癒力を手助けする役割です。**

この自然治癒力の土台になっているのが、先述したホメオスタシス（恒常性）です。したがって、ストレスなどで調和が崩れていると、力を十全に発揮することができません。あらためて述べるまでもなく、心身ともに〝調和のとれた状態〟であってこそ、自然治癒力が発揮できる、ということになります。

太極拳は、ホメオスタシスの状態を整えて、さまざまな病気にかかる手前の段階、「未病」を治すというわけです。また、手軽にできて転倒予防効果がある運動です。高齢者が転倒をきっかけに寝込んでしまうと、短期間で弱ったり認知症が進んだりすることは見聞きしている方も多いのではないでしょうか。

元気で自立して生活できる期間を「健康寿命」と言いますが、「平均寿命」との差は男性で約9年、女性で約12年あります。つまり、支援や介護を必要とする期間が9〜12年もあるということです。寝たきりにならず、自立してなるべく長く健康で過ごしたいですよね。

それを叶えるためにも、太極拳はとても有効です。**太極拳を続けていると、病気にならない、寝込まない。**中高年からの健康維持に最適な、一生楽しめる健康法と言えます。

じっとした状態では難しい、意識した深い呼吸も、動きながらだと簡単で、無理なく体を動かせる。**何歳になってもできる究極のエクササイズです。**

●自分がやりたいだけ行うことが重要

太極拳を始めるにあたっての留意点は「続けること」です。

先にも述べましたが、上達の鍵になるのは、運動神経よりも経験年数。早く始めて続けていれば、それだけ長く、多く経験を積むことができます。動きと呼吸の感覚は「体で覚える」ことなので、いったん身につけてしまえば、忘れません。

また、週に何回と決めて行うものでもありません。自分がやりたいだけ行うことが重要です。あまり気が進まないのに「日課として決めたから」と、無理やりしないほうがいいですね。義務的にしぶしぶやったのではストレスになり、最終的に習慣になりません。

達成感には「意図」が必要で、「意図」があって初めて達成感がもてます。すなわち、**意図的な行動のみが達成感をもたらし、幸福感につながる**のです。

スポーツの種類は数あれど、**習慣化して、生涯楽しめるエクササイズはなかなかありません。**これは太極拳の優れた特性だと思います。

意図的な行動が
幸福感につながる理由

幸福感を長続きさせる方法はあるのか？ 幸福感を決める要因を調べたカリフォルニア大学のソーニャ・リュボミルスキ博士によると、50%は遺伝要因、40%は自分の存在価値や生きがいを感じられる「意図した活動」に起因し、環境要因は10%に過ぎないという。（出典：How of Happiness by Sonja Lyubomirsky）

つまり、宝くじに偶然当たっても、すぐに幸福感に慣れてしまい長続きしないのに対し、留学のための勉強を始めたり、健康のために食べ物に気をつけたりなど「意図した活動」による幸福感は、持続する確率が高いというのだ。

また博士は、「ポジティブな環境」よりも「ポジティブな活動」の方が、幸福感が長続きすることも明らかにしている。その理由は、「意図した活動」が自分の存在価値を確かめることに役立っているからだという。登山家が大変な思いで山に登るのは、自己が存在することをより実感として味わえるからのようだ。

一方、遺伝要因は変えられない。セロトニンやドーパミンなどの神経伝達物質の輸送体や受容体には、幸せシグナルを伝えやすい遺伝子タイプと伝えにくい遺伝子タイプがあることが知られている。仮に伝えにくい遺伝子タイプをもっていてネガティブ思考の人でも、ポジティブな活動で幸福感を持続させることはできるのだ。

第2部

太極拳を生活に取り入れる14のポイント

point 1

ゆっくりとした動きの太極拳は
筋肉がブレーキとして
働きながら力を出す
「エキセントリック・トレーニング」。
加齢による筋肉の衰えを防ぐ。

●実証された太極拳の転倒予防効果

私が太極拳に注目したのは、世界的に高く評価されている医学専門誌『ニューイングランド・ジャーナル』に載った、パーキンソン病患者の転倒予防に関する論文を読んだことがきっかけでした。（2012年2月『ニューイングランド・ジャーナル』VOL366）

パーキンソン病は高齢期によく見られる病気のひとつで、中枢神経の中にある運動機能に関係する細胞が少しずつ壊れていくため、手足が震えたり、こわばったり、動作が緩慢になる、転びやすくなるといった症状が現れる難病です。

アメリカのオレゴン州立大学医学部のフーツォン・リー博士は、パーキンソン病の患者さん195人を、太極拳グループ、筋トレグループ、ストレッチグループの3つに分け、それぞれ60分の運動セッションを週に2回、半年間行いました。

その結果、半年間の転倒の頻度は、「筋トレ」が0・51回／月、「ストレッチ」が0・62回／月だったのに対して、「太極拳」は0・22回／月と、明らかに少なかった。つまり、転倒予防効果がデータで実証されていたわけです。

高齢者は転倒をきっかけにQOL（生活の質）が低下します。しばらく寝込んでいるうちに、すっかり衰弱し歩けなくなる人が少なくないのです。認知症の症状が出てくる人もいます。高齢者の転倒の予防は、ＱＯＬを維持するために非常に大切です。

転倒するのは加齢にともなって筋力が低下するため。また、加齢とともに運動神経が変性してバランスや安定性を保てなくなることも要因のひとつです。**健康長寿にとって重要な転倒予防のエビデンスが示されたこの論文に、私は大きな関心を抱きました。**

太極拳が転倒予防に効果を示した理由のひとつとして、「エキセントリック・トレーニング」になっているからではないかと考えました。

エキセントリック・トレーニングとは、**下る、下ろす、座るといった動作で筋肉を鍛える方法**です。言い換えると「ブレーキをかける運動」で筋肉を鍛えること。

坂道や階段を下るのもエキセントリック・トレーニングですし、ゆっくりと動く太極拳も、主としてエキセントリック・トレーニングとなる動きです。

これに対して、上げる、持ち上げるといった動きで鍛える方法が「コンセントリック・トレーニング」。両者では、鍛えられる筋肉が違います。

●加齢による白筋の衰えを防ぐ

筋肉は、筋繊維という細い繊維状の細胞が束になったものですが、この筋繊維は「白筋」と「赤筋」の2種類に大別されます。

「白筋」は速筋とも呼ばれ、遅筋の2倍のスピード、1・4倍の強い力を発揮するので、ジャンプやダッシュ、重量挙げといった、瞬間的に大きな力を出すときに活躍する筋肉です。そのかわり、すぐにバテてしまうのですが。

「赤筋」は遅筋とも呼ばれ、マラソンや登山のような長時間の運動で主に使われます。脂肪をエネルギーとして使えるのも赤筋です。

私たちの体の筋肉は、白筋と赤筋が半分ずつの配合でできあがっていますが、遺伝による個人差があることに加えて、トレーニング次第で割合は変化します。短距離選手とマラソンランナーで体つきが違うのはそのためです。

エキセントリック・トレーニングで鍛えられるのが白筋（速筋）、コンセントリック・トレーニングで鍛えられるのが赤筋（遅筋）です。**加齢とともに衰えやすいのは白筋なので、アンチエイジングとしても、エキセントリック・トレーニングは重要です。**

「エキセントリック・トレーニング」と「コンセントリック・トレーニング」の違い

エキセントリック・トレーニング Eccentric Training	コンセントリック・トレーニング Concentric Training
鍛える筋肉	
速筋（白筋）	遅筋（赤筋）
トレーニングの特徴	
下りる、座る、下ろす動き	登る、立つ、上げる動き
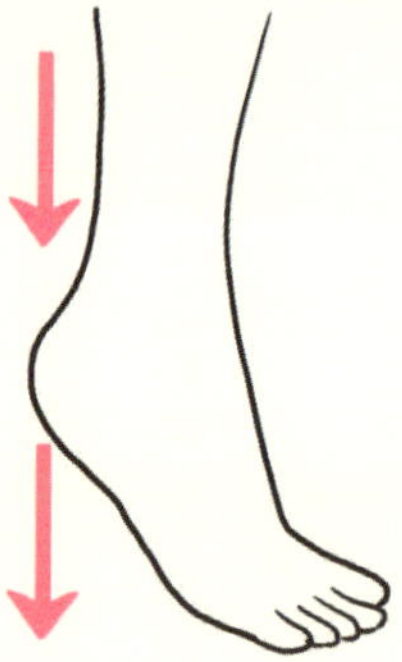	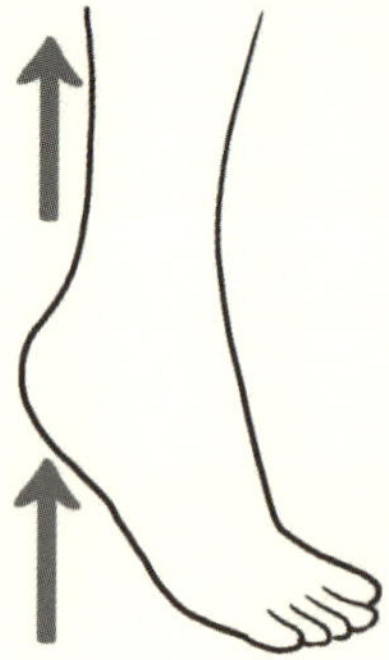
筋肉痛になりやすい	筋肉痛になりにくい
老化で衰えやすい 筋肉を鍛える	老化で衰えにくい 筋肉を鍛える

「エキセントリック・トレーニング」の効果

1 超回復
エキセントリック・トレーニングは、ふだん運動をしている人でも筋肉痛が起こる。2、3日でそれが治まると、筋肉が以前より強い力を発揮できるようになる「超回復」が起こる。そうすると以前より筋肉痛になりにくくなり、その繰り返しで筋肉が増強される。

2 若返りホルモン分泌
筋肉痛後の回復過程で、成長ホルモン「IGF-1」と、若返りホルモン「VEGF」が分泌される。このふたつのアンチエイジングホルモンの分泌により、若返り効果が期待できる。

3 糖尿病の予防
山登り（コンセントリック・トレーニング）より山下り（エキセントリック・トレーニング）の方が糖代謝を促進する（詳細はP77）。さらに、血糖値をコントロールする能力や、新陳代謝、脂質代謝においてもエキセントリック・トレーニングの方が有効なこともわかっている。

4 やせやすくなる
速筋は遅筋にくらべ、筋肉自体が消費するエネルギー量が大きい。速筋を増やせば、効率的にエネルギーを消費できる「やせやすい体」になる。また、速筋はトレーニング効果が高いので肥大する割合が遅筋より高く、基礎代謝も上がりやすい。

5 下りに強くなる
下りの動作では、体が前のめりにならないよう、筋肉が大きな力でブレーキをかけている。そのため、筋肉が衰えると転倒してしまう。つまり、下りには十分な筋肉と技術が必要。エキセントリック・トレーニングによって、下りの筋力低下を防げる。

6 サルコペニアを予防
サルコペニアとは、加齢によって筋肉量が減少していく状態で、サルコペニアが進むと、寝たきりや嚥下障害を引き起こす。筋肉量は加齢とともに下降し、特に衰えやすい速筋をエキセントリック・トレーニングで鍛えることで、サルコペニアを予防できる。

●太極拳が効果絶大

ゆっくりした体重移動が主軸となる太極拳はエキセントリック・トレーニングに非常に適していて、老化を防ぐには一番の運動である。

point 2

エスカレーターやエレベーターは
上がるときには使ってOK。
下るときは歩きましょう。
日常生活で効果的に筋力を維持する
エキセントリック・トレーニングに！

●その筋肉痛にアンチエイジング効果が

ゆっくりした動きで速筋が鍛えられるのが、エキセントリック・トレーニングの特徴です。そのため、普段スポーツをしていない人も実践しやすいというメリットがあります。白筋は加齢で衰えやすいことは先述した通りですから、これを鍛えるのに効果的なエキセントリック・トレーニングは、**日常の生活の中で筋力を維持するのに最適です。**

たとえば通勤途中の駅の階段など、上りはエスカレーターを使ってＯＫ。**下りるときは歩きましょう。**オフィスなどでも上りはエレベーター、下りは階段を心がけます。

というと楽なようですが、下るときは体が前のめりにならないよう、バランスを取るために、筋肉が大きな力でブレーキをかけています。

ブレーキをかけたときに外から与えられるエネルギーは、大部分は筋肉に吸収されるので、筋肉に微小な損傷が生じて炎症が起こります。これが筋肉痛になります。

山歩きなどで、登りでは筋肉痛にならないのに、長い距離を下ると多くの人が筋肉痛を起こすのはそのためです。これをみんな「日ごろ運動不足だからだろうな」と思うのですが、**普段からある程度運動をしている人でも、エキセントリック・トレーニングでは筋肉痛が起こる**のです。

でも、これは悪いことではありません。2～3日で筋肉痛が治まった後は、前よりも強い力を発揮できるようになります。この回復過程で成長ホルモンの「IGF-1」と、通称・若返りホルモンとして知られる「VEGF」（血管内皮細胞増殖因子）が分泌されるので、**アンチエイジング効果も期待できる**のです。

中高年に山歩き、山登りが人気ですが、**山岳事故が起きるのは、ほぼ下りのときです。日常生活からエキセントリック・トレーニングを心がけていれば、坂道や階段の下りに強くなる**ので、こうした事故の予防にもなりそうです。

●「下り坂トレーニング」の糖尿病予防効果

10年ほど前、米国心臓学会大会で、オーストリアの医師たちが、実験によってエキセントリック・トレーニングの糖尿病予防効果を確かめ、発表しました。

実験では、スキーリゾートを利用し、普段、運動をしていない被検者45名に2ヶ月間ずつ、2種類の運動をさせました。ひとつは歩いて山を登り、スキー用のリフトに乗って下りるというもの。もうひとつは、逆に同じ山をリフトで登り、歩いて下りてくるというものです。これらを週3〜5日、それぞれ2ヶ月行ってもらい、その前後で糖代謝と脂質代謝の変化を調べました。

当初彼らは、「上り坂トレーニング」のみに効果があるものと予測していましたが、予想外の結果になりました。

血中トリグリセリド（中性脂肪）濃度は、予想どおり「上り坂トレーニング」後にのみ低下しました。しかし、グルコース（ブドウ糖）を摂取したときに血糖値を維持する能力（耐糖能）は、「下り坂トレーニング」後にのみ著しく向上しました。

耐糖能は血糖の取り込み能力に関わっており、これが低下することがⅡ型糖尿病の始まりと言えます。したがって「下り坂トレーニング」（エキセントリック・トレーニング）は、糖尿病の予防に効果的なことが示されたわけです。

●ロコモ対策に「筋トレ」は間違っている！

このように、エキセントリック・トレーニングにはいくつもの優れた点がありますが、太極拳の動きとしてはひとつの要素にすぎません。太極拳の転倒予防効果については、もっと複雑なメカニズムがあるようです。深い呼吸による体の若返りや脳の活性化ほか、さまざまな良い要因がさらに重なりあっていると私は考えています。

厚生労働省が大々的に旗を振って、ロコモティブシンドローム（ロコモ：運動器症候群）対策に取り組んでいますね。「ロコモ」とは、加齢にともなうさまざまな運動器疾患のこと。たとえば骨粗しょう症など骨の変形や、筋力・バランス能力の低下などです。寝たきりや要介護にならないために、ロコモ対策が重要なのは事実です。

しかし、問題なのは、ロコモ対策として厚労省がプログラムを作って高齢者に推奨している「筋トレ」は、転倒予防の効果がないこと。残念ながら、筋トレはロコモ対策として間違っているのです！

事実、高齢者の転倒は減っていません。高齢者に筋トレは不要です。

転倒予防には、エキセントリック・トレーニングのみが有効なのです。それが、ひいては寝たきりや要介護にならない方法なのです。

次項からは、高齢期になってから心臓病や肥満を克服してエベレスト登頂に成功し、現在、登頂の世界最高齢記録となっている三浦雄一郎さんほか、私が〝スーパー高齢者〟の体を調べてわかったことや、そんな体を作る生活習慣と太極拳の類似点といったことについて解説していきたいと思います。

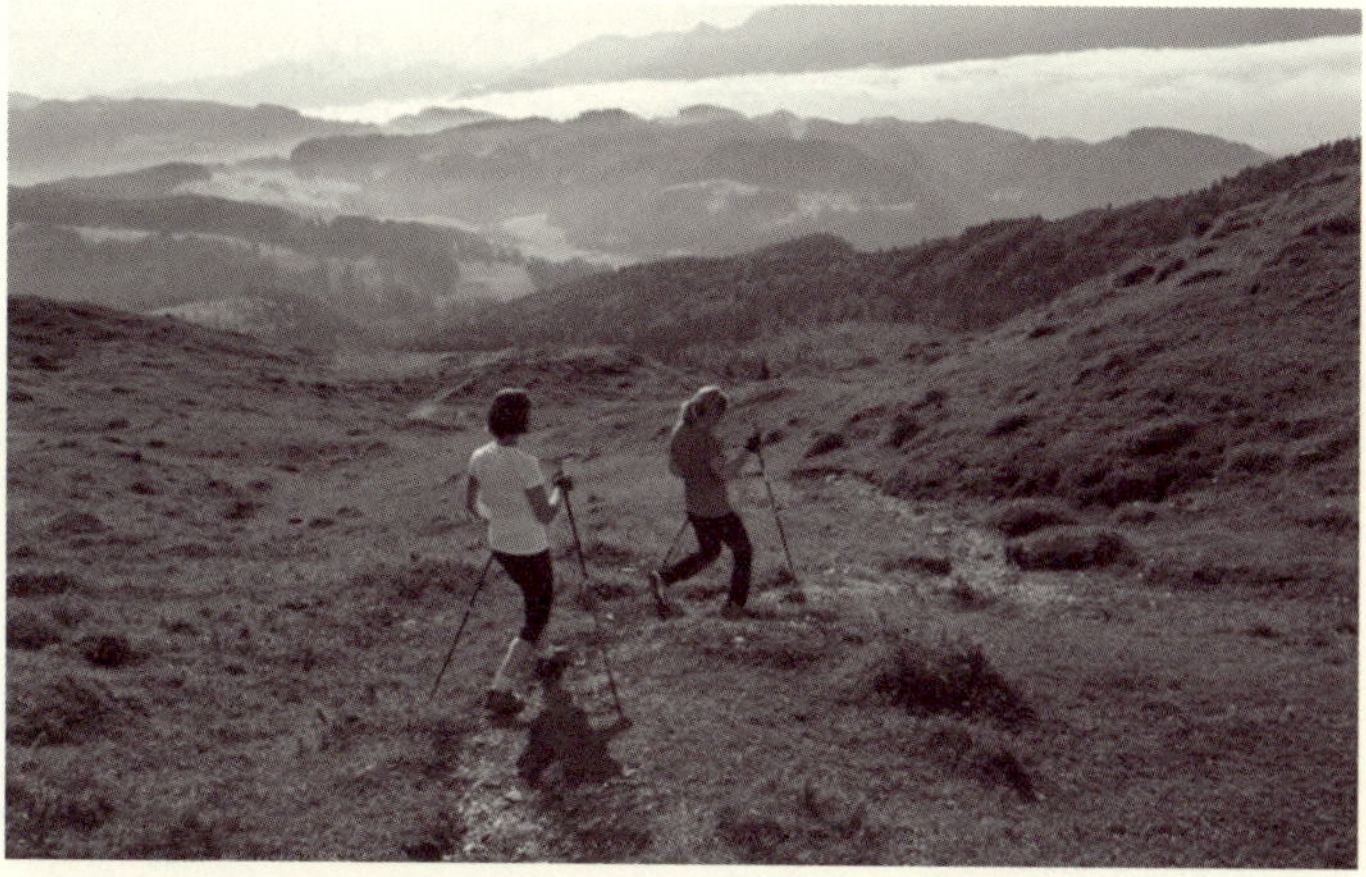

point 3

80歳でエベレスト登頂に成功した三浦雄一郎さん。実は「呼吸」によって極限の環境に適応していた。人間は高齢期になってもまだまだ可能性を開拓できる！

●酸素の薄い環境に適応できた

２０１３年5月、プロスキーヤーで登山家の**三浦雄一郎さんが、80歳でエベレスト登頂に成功しました。**エベレスト登頂の最高齢記録でもあり、テレビや新聞などでも、たくさん報道されていたのでご記憶の方も多いでしょう。

エベレストの標高は８８４８m、酸素は平地の4分の1くらいしかありません。普通の人がいきなりヘリコプターで山頂へ連れて行かれたら、酸素マスクをしていないと、4分くらいで意識を失って倒れてしまいます。そうなったら酸素吸入を10分間しないと生命を維持できないという過酷な環境です。

山頂に立つ前、三浦さんは８８００m付近で60分間ほど、登頂前の最終的な作業をしています。しかも、そのうち20分は酸素マスクをしていません。**普通の人は生きていられないのに、彼が生還できたのは高所に適応できたことを示しています。**

長寿を研究する私は、以前より三浦さんのエベレスト登頂をサポートしてきました。頂上にアタックするために、三浦さんは標高５２００mのベースキャンプで1ヶ月におよぶトレーニングと高地順化をしています。

先に説明したように、年齢とともに細胞のミトコンドリアが作り出す〝電池〟が弱くなります。この電池を復活させるには十分な酸素が必要ですが、高地は酸素が足りません。**それでもトレーニング次第で、体は適応できるのです。**

三浦さんの遺伝子をチェックして、適応の状態をモニターするという手法を彼の息子の豪太さんが研究して登頂へと導いたのです。

過去の経験から、三浦さんの場合、5000mの高所で1ヶ月間生活すると、体重が約10kg減少することがわかっていたので、アタック時の最適体重より10kg増しの体重で、三浦さんはベースキャンプに入りました。

高所で体重が減少するのは、体が低酸素に適応する結果だと、イギリス・ケンブリッジ大学のアンドリュー・マレー教授らの研究グループが解明しました。

高所に滞在する人の血液から、筋肉や脂肪組織が分解した証拠となる物質が見つかり、これらの物質がミトコンドリアに働いて、酸素消費の効率を上げることで、低酸素に適応していることが明らかになったのです。

人間はタンパク質の合成のために、総酸素消費量の30%を日々使っています。タンパク質合成を抑制するのは、低酸素に適応するための体の仕組みでした。

●人間は高齢期になっても可能性を開拓できる

三浦さんは60代のとき、心臓を悪くしています。「やり遂げた」と思って引退したのですが、トレーニングをやめ、目標を喪失して、暴飲暴食と不摂生の日々を過ごしたために、身長164cmで90kg近い肥満体になってしまったのです。

不整脈と狭心症、さらに高血圧、高脂血症でした。診察した医師からは「このままでは余命3年」と宣告されたそうです。

一念発起した彼は、街を歩くときも足首におもりをつけ、リュックを背負って歩くトレーニングを始め、少しずつ時間を延ばしていきました。その結果、70歳と75歳のときにエベレスト登頂に成功、さらに80歳でもエベレスト登頂を成し遂げたのです。しかも不整脈のために、何度も心臓手術を受けながらの挑戦でした。

三浦雄一郎さんの快挙は、人間は高齢期になってもあらゆる可能性を開拓できる、あきらめる必要などないことを我々に教えてくれています。

point 4

100歳でも山スキーを楽しんだ
三浦敬三さんから学ぶこと。
それは「生きがい」を頂点として
「食事」「運動」の揃った
三角形が長寿の秘訣だということ。

●100歳のスキーヤー

60代ですっかり〝メタボな体〟になってしまった三浦雄一郎さんが、一念発起したきっかけは、父・三浦敬三さんの存在でした。

日本の山岳スキーのパイオニアとして知られる**三浦敬三さんは、80代から90代で、アルプスの氷河地帯に何度もスキーに出かけています。**それも90㎞とか100㎞といった距離の縦走や、危険な氷河を滑り降りたりする冒険スキーです。

そんな姿を見て、雄一郎さんは**「自分はまだ60代なのに、このままではいけない。エベレストを目指そう！」と、スイッチが入ったのです。**

2004年、三浦敬三さんが100歳になった年に、私は『NHKスペシャル』の「老化に挑む」という番組に参画しました。敬三さんに協力してもらって、体の中もいろいろ調べさせてもらったのです。

5月の立山では、まだ山スキーができます。もちろん麓はすっかり春ですが、標高2000mの高地には、まだまだたっぷりと雪があります。リフトなどないので、登山してから滑り降りるのです。NHKのカメラが同行して、敬三さんの映像を撮影しました

（2006年に逝去されたので、これが彼の滑る最後の映像になりました）。

100歳だった敬三さんは**「どんな雪質でも完璧に滑れるようになるには、さらなる努力が必要だ。私はまだその域には達していない」**と語ったのです。目的達成のために食事に気を配り、欠かすことなく毎日トレーニングを続けていました。

●長寿の三本柱は「食事」「運動」「生きがい」

敬三さんの人生の目的は、「生涯現役」「いくつになってもスキーを滑り続ける」でした。実は、彼の海外での初滑走は60歳のときです。**普通なら還暦を迎えて、仕事も引退する年齢から、新しい挑戦を始めたわけです。**

そして古希となる70歳でエベレストのシャングリ氷河、喜寿の77歳でキリマンジャロの頂上噴火口内を滑降。傘寿の翌年、81歳でシャモニーからツェルマットまでの90㎞を踏破、米寿の88歳でフランスとスイスにまたがる氷河地帯100㎞の完全縦走、卒寿（90歳）と白寿（99歳）のときはヨーロッパ・アルプスの最高峰モンブランで最長のバレーブランシュ氷河を滑降しています。

100歳でも立山や八甲田で山スキーを楽しみ、アメリカのスノーバードで親子四代での滑走にも成功しました。

「食事」「運動」「生きがい」は長寿の三本柱ですが、敬三さんを見ていると**「生きがい」を頂点とする三角形の関係にある**ことがよくわかります。

人生の目的意識が高い人は、長生きする傾向にあることが、最近の疫学調査研究からもわかっています。カナダとアメリカの研究者の報告によると、人生の目的意識の高い人は、低い人に比べて、14年間の追跡調査中に15%も死亡率が低かったのです。

現役か退職しているかにも、ポジティブあるいはネガティブな感情経験があるかどうかにも関係なく、**人生の目的意識だけが寿命に関係していた**のです。

生涯現役を貫いた三浦敬三さんは、感情とは関係なく、淡々と自分の目標に向かって生きていたことが思い起こされます。

point 5

血管年齢は相応に老化しても
骨が若々しさを維持していたのは、
三浦さんが体を動かし続けてきたから。
100歳でも軽々と体を動かして、
スポーツや踊りを楽しむ
〝スーパー高齢者〟を目指そう!

●100歳の体からわかってきたこと

三浦敬三さんは、89歳のときに奥様に先立たれた後、冬は札幌の手稲山スキー場に住んで滑り、シーズンオフは東京で一人暮らしをずっと続けていました。自分で買い物をして、自分で食事も作るのです。あの年代で家事ができる男性は珍しい。しかし、いくつになっても自分のことは自分でやるという気持ちこそが、若々しい肉体を維持します。**文字通り、生涯現役です。**

『NHKスペシャル』では100歳でスキーを楽しむ三浦さんの映像から、滑っているとき、どういう運動をしているかを分析しました。すると、**膝を曲げた中腰の姿勢をずっと保っていて、まっすぐ伸ばすことはないことに気がついたのです。**

同番組ではもうひとり、102歳で日本舞踊の師範としてお弟子さんに日本舞踊を教えている女性・板橋光《みつ》さんの体も調べさせてもらいました。板橋さんは40代で日本舞踊を趣味として始め、師範になって半世紀、毎日が踊りの日々という人です。

すると**日本舞踊でも、スキーと共通する筋肉の使い方をしていました。**ずっと中腰の状態を保ちながら、腰の位置が上下する運動を長時間続けています。実は**太極拳と同**

じ、エキセントリック・トレーニングを中心とする運動だったのです。

私は同番組で、遺伝子や体の老化という観点から、二人の長寿の秘密に迫るというパートを担当したので、いろいろな医学的な検査、調査をさせてもらいました。

スキーであれ日本舞踊であれ、半世紀もの間、トレーニングを続けてきた人体を詳細に調べると、この種の運動が体にどういう影響を与えるかがわかってきます。

その結果、二人の体には明らかな共通点がありました。

血管の老化、つまり動脈硬化はお二人とも確実に進んでいました。動脈硬化について100歳以上のデータはほとんどないので、90歳までのデータから推測したのですが、年齢相応か、110歳くらいの進行状況でした。

それでも山スキーをしたり、日本舞踊を教えたりするのに、まったく支障はありません。このことから、大切なことがわかりました。脳や心臓といった重要な臓器の血管さえ閉塞しなければ、動脈が多少硬化しても、人生を謳歌するのに影響はないのです。

●骨の若さ維持には負荷が必要

そしてもうひとつの共通点が、骨密度測定から明らかになりました。手の骨、腰の骨、股関節部の大腿骨の3ヶ所で、骨密度を測ったところ、手の骨は相応に老化の兆候があったのですが、板橋さんの腰の骨は80代、三浦さんの大腿骨にいたっては60代に相当する数値だったのです。しかも**二人とも高齢者に起こりがちな、腰の骨の圧迫骨折や湾曲もありません。若者のようにまっすぐに整った骨でした。**

スペースシャトルに滞在する宇宙飛行士の骨が短期間でもろくなってしまうことを、ご存知の人もいるでしょう。重力という負荷がかからないと、骨密度を保てないのです。つまり、ベッドでじっとしている人ほど、骨は弱くなります。**足腰にほどよく負荷のかかる運動は、骨の若さを維持します。**スキーや日本舞踊では、自分の上半身の重さを支え、腰を上下させて体を安定させる動きを長時間続けます。

二人の骨の若さの秘密は、長期間、習慣化して運動をしてきたことでした。半世紀以上、スキーや日本舞踊に没頭してきた人生が、いかに骨を鍛えてきたか、検査データからはっきりと見えてきます。

point 6

たとえ動脈硬化があっても、
最終的に血栓ができなければ大丈夫。
加えてアディポネクチンが多ければ
長寿も夢じゃない！

●鍛えるほどアディポネクチン値は高くなる

よく「人は血管から老いる」と言われます。しかし、三浦敬三さんも板橋光さんも血管はしっかり老いていました。いったいこれは、どういうことなのでしょう？

秘密は脂肪細胞から分泌されるアディポネクチンというホルモンにありました。

二人の血液を調べると、若いアスリートと同じくらい、たくさんのアディポネクチンが分泌されていたのです。

95ページで示すのは、50歳以上のさまざまな年齢の男女100人ほどの、血液中のアディポネクチンを測ったグラフです。

当時、90歳を超えて、現役医師として活躍されていた日野原重明先生の血液も調べさせてもらいました。往診されたり、病院内を歩き回ったりされていたものの、スキーや日本舞踊のプロフェッショナルに比べると、アディポネクチンの数値は低かったです。このことから体を動かすほど、鍛えるほど、アディポネクチン値は高くなることが推察されます。

動脈硬化で怖いのは、血栓が生じて心臓や脳の血管が詰まること。つまり狭心症や心筋梗塞、脳梗塞といった命にかかわる病気を引き起こすことですが、動脈硬化そのものは20代～30代から始まっています。

進行していくと、血管の内膜を覆う壁、内皮細胞が傷ついて、壁の中に脂肪物質が溜まっていくので、血液の通り道が狭まり、細くなります。さらに進行して壁が崩れると、溜まっていた〝おかゆ〟のような物体が血栓となって、血管を詰まらせてしまうわけです。

そこで注目されるのがアディポネクチンです。

アディポネクチンは血管の細胞に働きかけて、TIMP-1という遺伝子を活性化するので、血管の壁が崩れにくくなることが発見されています。**動脈硬化があってもアディポネクチンが多ければ、壁が崩れないので、どこも詰まりません。**だから、もし検査で動脈硬化が見つかっても、がっかりしなくて大丈夫。

エキセントリック・トレーニングを中心とする運動によって、アディポネクチンを増やしてやればいいのです。

血管が細くなって、血流もかなり悪くなりますが、高齢者の場合は代謝が落ちてくるので、三浦さんや板橋さんのようにスキーも踊りも楽しめます。

アディポネクチンの血中濃度の分布

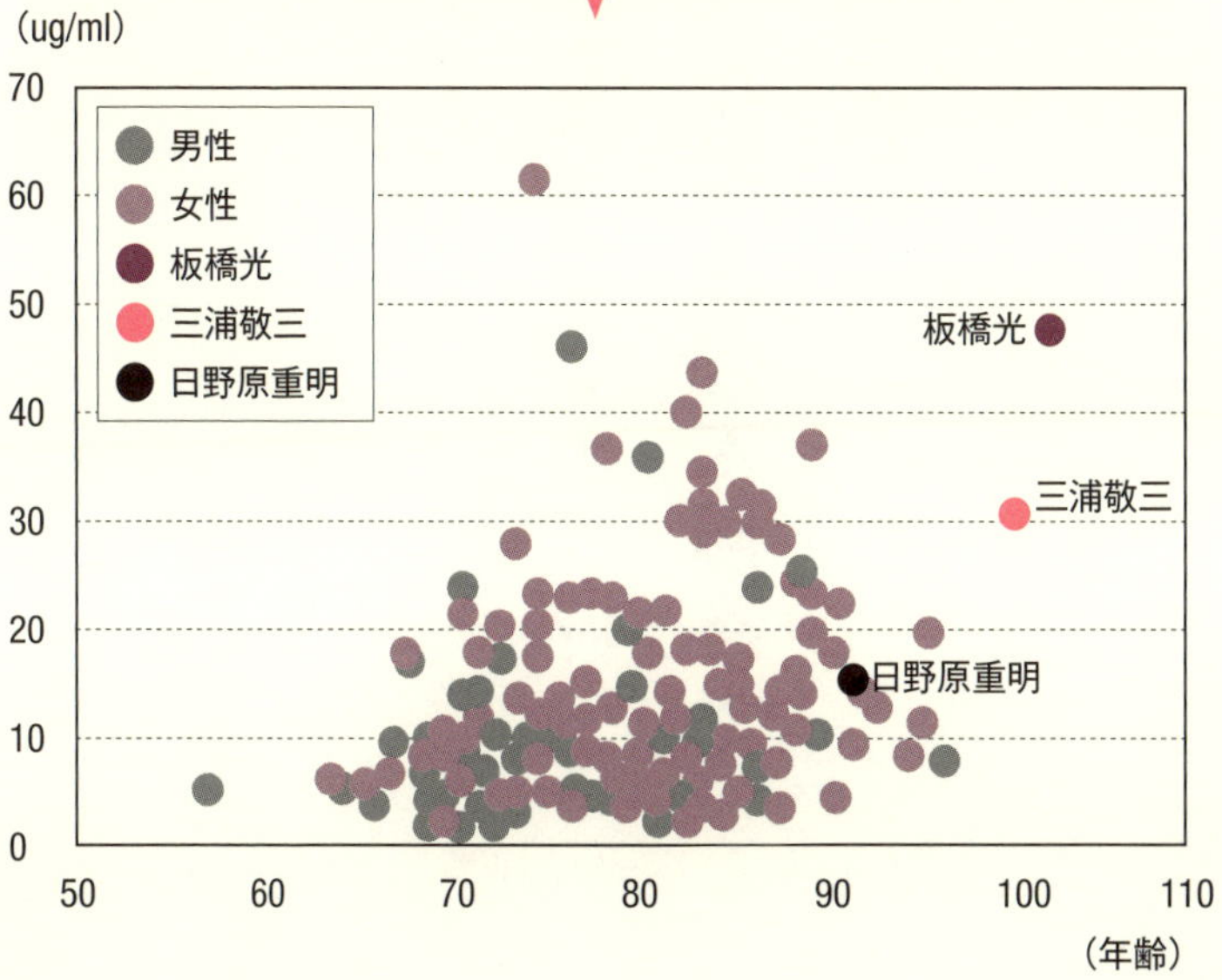

point 7

太りすぎると
アディポネクチンが
分泌されなくなってしまう!?
ゆったりとした動きの太極拳で
体形維持を目指そう!

●太極拳はアディポネクチン分泌にも有効

以前は、体の脂肪というと、余ったエネルギーを蓄えておく、単なる貯蔵庫のような役割だと考えられていましたが、アディポネクチンのような善玉ホルモンや、反対の悪玉ホルモンも分泌していることがわかって、多くの研究者が注目するようになりました。

アディポネクチンは脂肪から分泌されますが、だからといって脂肪を増やせばたくさん出る、というわけではありません。その逆で、脂肪が増えるとアディポネクチンは分泌されなくなってしまいます。

99ページは体の脂肪（脂肪細胞）を拡大した写真です。ピンポン玉が集まったように見えますね。

写真Aはシェイプアップしている健康な人。隙間があってまだ余裕があります。

BはBMIが30近い肥満体の人。脂肪細胞が肥大化して、満員電車に乗ったように隙間がなくなってきました。こんな状態でさらに食べ過ぎを続けて、脂肪細胞がすし詰めになると、アディポネクチンはほとんど出なくなってしまいます。

そのまま運動もしないでさらに食べ続けて、ＢＭＩも30を超えて病的な肥満になった状態が写真Ｃです。ピンポン玉のように揃っているはずの脂肪細胞の大きさも、まちまちですね。脂肪細胞は、すし詰め状態になると分裂して、娘細胞と呼ばれる小さな脂肪細胞が生まれ、わずかな隙間を埋めてしまうのです。

マクロファージという、元来はここにはいない細胞が出てきます。異物を捉えて食べてしまう役目をしているマクロファージですが、標的に集まるための炎症性サイトカインをどんどん出すので、激しい炎症を起こしています。

アディポネクチンがたくさん出ているときには、炎症性サイトカインを抑えてくれる働きがあるので、すっきりした写真Ａの状態を保つことができるのですが、病的な肥満ではアディポネクチンの分泌もなく、歯止めがききません。

つまり、脂肪を溜め込みすぎないことが肝心です。たとえ痩せなくても、アディポネクチンの分泌は運動によって増えます。息が荒くなるほどの強度の高い運動より、適度な運動を毎日続けることが効果的です。

ゆったりした動きの太極拳は、この意味でもおすすめできるものです。

脂肪細胞の拡大写真

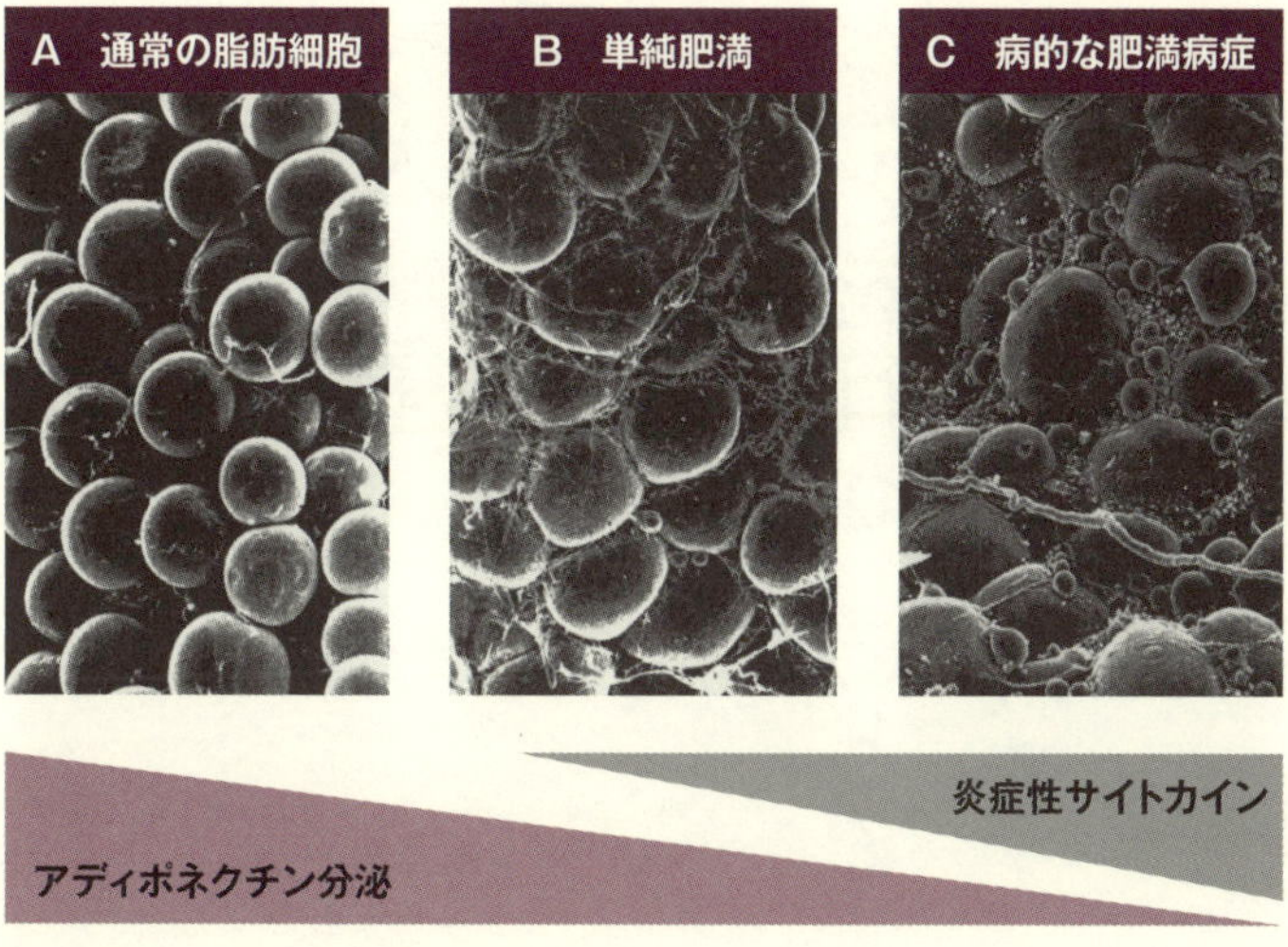
A　通常の脂肪細胞
B　単純肥満
C　病的な肥満病症
炎症性サイトカイン
アディポネクチン分泌

point 8

認知症対策にも
導入され始めた太極拳。
太古から集団で狩りをして
踊り、歌ってきた人類は、
「みんなで同じことを行う」ことで
脳の中に〝ある変化〟が生まれる。

●太極拳もプログラムの一部に

太極拳が認知症に予防効果があるという論文があります。

英国ティーサイド大学健康・社会支援研究所のクー博士の研究グループが、認知症予防のための「ホリスティック運動プログラム」を開発して、効果を確かめています。

「ホリスティック」とは、「全人的」「包括的」といった意味で、プログラムの中に認知機能エクササイズ、ヨガ、太極拳などが組み合わさって、**包括的に刺激を与えることが大切**という考え方がうかがえます。

プログラムでは、運動をしながら、果物や動物などが描かれたイラストを見せて質問をします。**体を動かしながら頭も使うのがポイント**なのです。

ウォーミングアップとしてヨガを行い、メインはドリス・デイの歌に合わせて体を動かすエクササイズ。クールダウンに太極拳の要素を取り入れました。

博士はさらに、プログラムを52〜86歳の認知症患者8人、介護者5人、健常者のボランティア2人に体験してもらいました。6週間続けることができた7割の人にアンケート調査をしたところ、**認知症患者の特に音楽に関する動作記憶が改善**していました。また介護者との人間関係が改善、介護者のひとりは介護にともなう体の痛みが軽減したことを示す結果も出ました。

認知症予防のエクササイズは、運動強度よりも、さまざまな刺激を全身に与えるホリスティックな側面が重要です。

●「みんなで行う」ことの効用

私が注目したのは、プログラムを「みんなで行う」という点です。

フィットネス・スタジオなどで太極拳を習うときは、先生がひとりいて、生徒さんが10～20人くらいで行うグループレッスンがスタンダードですね。

レッスンでは先生と生徒さんは同じ動き、同じポーズをします。つまり、**この空間にいる人は、みんなシンクロしていますね。**

原始のままの生活を営んでいる民族は、やはり10～20人くらいで歌いながら、同じダンスをする。学術的には、これを「シンクロ」と呼びます。

もちろん人間はひとりでもダンスができますが、それは後から発生したもの。アフリカでもアメリカでも、世界中の先住民族は、儀式や祭りのときに集団で踊ります。太鼓のリズムや歌といった音楽は、踊りにともなって発生したとされます。

このシンクロによって、脳の中ではある変化が起きています。**エンドルフィンという、いわゆる〝脳内麻薬〟が出ているのです。**

長時間のランニングなどで、気分が高揚している「ランナーズハイ」をご存知かと思いますが、これもエンドルフィンの作用です。人間を走らせるモチベーションを生み出している物質と言えるでしょう。

「ランナーズハイ」は集団で走っているときに起こりやすいとされていますが、人間が集団になって走る習性は、動物を追いかけるときには必須です。**人間の脳は「グループで同じように行動することでエンドルフィンが出る」という特徴をもっている**のです。

point 9

エンドルフィンは
慢性の痛みを緩和する
〝脳内麻薬〟。
太極拳で親しい仲間と
シンクロすると、活性化する！

●仲間とシンクロしよう

エンドルフィンは脳内で作られる神経伝達物質のひとつです。

痛み刺激に対して脳を麻痺させる作用があり、多幸感をもたらす〝脳内麻薬〟として知られていますが、**太極拳の「慢性の痛みを改善する」「幸福感・健康感がアップ」という効果**に関係していると考えられます。

その**エンドルフィンが、シンクロしているときに、活発に出ている**ことを明らかにした実験があります。

10人ずつを、「シンクロしてダンスするグループ」「シンクロしないでダンスするグループ」「シンクロしてダンスと同程度の運動をするグループ」「シンクロしないでダンスと同程度の運動をするグループ」の4つに分けて、痛覚の閾値（痛みを感じる最少の値）を調べました。脳内にあるエンドルフィンは直接測れませんが、痛みを感じなくなればエンドルフィンが出ているとわかります。

その結果が107ページの図表です。シンクロしてダンスをしたグループだけが、エンドルフィンが出ていることがはっきりわかります。そもそもダンスをしないとエンドルフィンが出ないし、ダンスをしてもシンクロしないとダメなのです。

この実験ではさらに、「知っている仲間を集めたグループ」「知らない人を集めたグループ」に分けて、シンクロしてダンスをさせました。

すると、「知っている仲間を集めたグループ」はエンドルフィンがよく出たのですが、「知らない人を集めたグループ」はほとんど出ませんでした。それどころか、知っている仲間であれば、ダンスせずに座っているだけでもエンドルフィンが出ていました。

したがって、フィットネス・スタジオなどに通うのなら、周りの人と仲良くなったほうが得です。仲良くなった友だちと一緒に太極拳をしてシンクロすれば、しっかりとエンドルフィンが出てくるわけですから。

エンドルフィンの語源は「エンドジナス・モルフィン(Endogenous Morphine)」、〝内なるモルヒネ〟といった意味ですから、痛みを和らげる作用があります。だから、つねっても痛くない＝痛覚と相関関係があるのです。

年齢とともに、膝や腰、肩などに慢性の痛みを感じることが増えてきますが、仲間と太極拳を楽しむ習慣があれば、和らげることができるのです。

さらにエンドルフィンには、多幸感が得られるという作用があり、不安症やうつ病が改善するというエビデンスも出ています。みんなでシンクロして太極拳をすると、エンドルフィンがたくさん出るので、ぜひ仲間を増やしてください。

●シンクロの有無と運動強度におけるエンドルフィン出現の差異

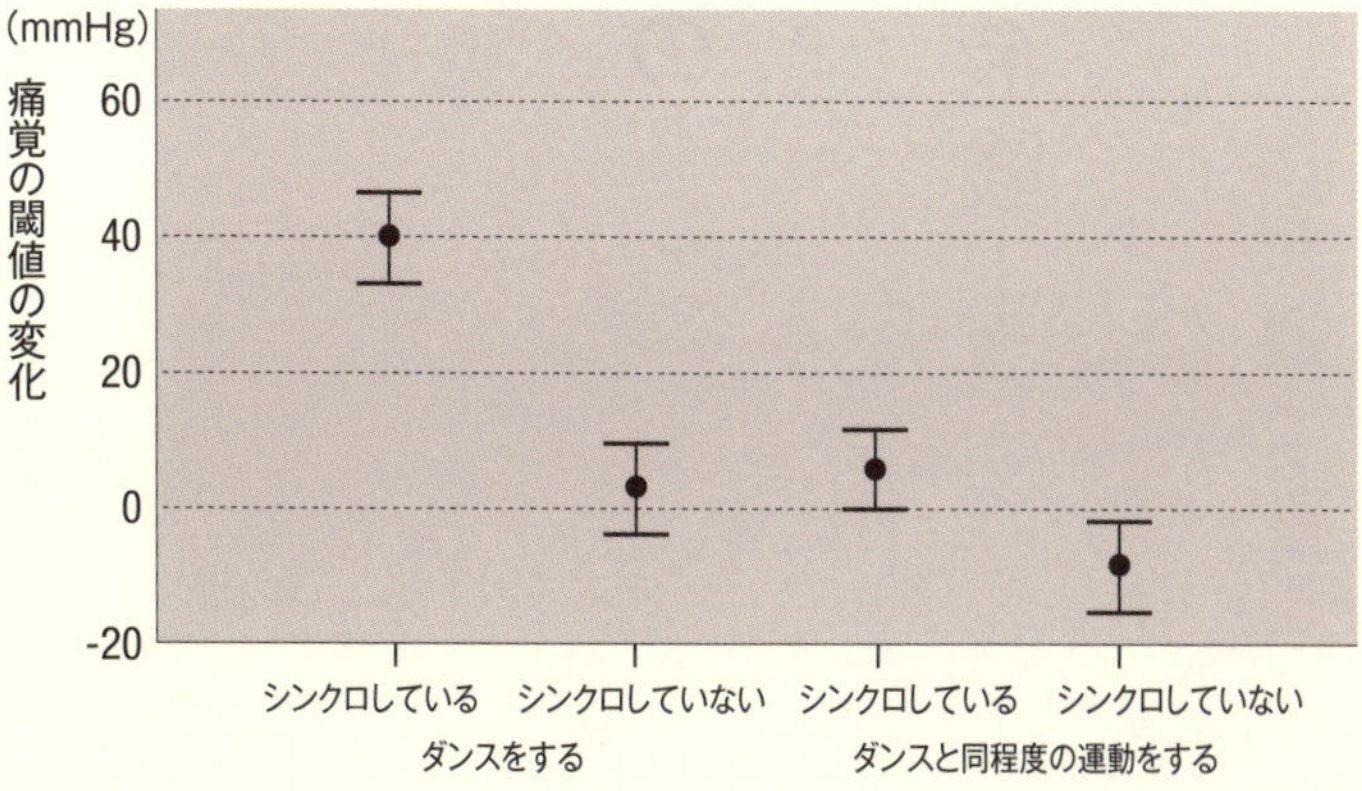

Bronwyn Tarr, Jacques Launay, Emma Cohen, Dunbar, 2015, Biology Letters

point 10

太極拳を楽しむ前に、
菓子パンを食べるのは×。
せっかくのエンドルフィンの
働きが邪魔されてしまう。
糖質の摂りすぎはとても危険!

●パンには強い依存性がある

ただし太極拳を楽しむ前には注意事項があります。

エンドルフィンをしっかり働かせるためには、太極拳をする前に、**小腹を満たすために菓子パンを食べないでください。**太極拳でせっかくエンドルフィンが出ても、効かなくなってしまいます。

これは、本来エンドルフィンが働くべき場所である神経細胞のオピオイド受容体が、小麦粉に含まれるグルテンが胃で分解されてできる物質「エクソルフィン」によって、乗っ取られてしまうため。**エンドルフィンが作用するはずの鍵穴が、すでにふさがれた状態**になるのです。

小麦粉に入っているグルテンが問題ですから、うどんやパスタもダメです。

「パンが大好き！」という人は老若男女問わず多いですね。でも、「ふわふわの美味しいパン」には注意が必要です。

パンを食べたとき、「美味しくて幸せ！」と感じるのは、エクソルフィンの作用です。神経回路によって行動がコントロールされるので、パンが無性に食べたくなる。つまり**パンには、ほとんど麻薬と言ってもいいくらい強い依存性があります。**ことに品種改良された今の小麦は、グルテンを豊富に含んでいるので、ますます危険です。

●ケトン体をエネルギー源にしよう

「エンドルフィンと同じ働きをするのだから、いいじゃない」と思ってはいけません。パンは糖質そのもの、**特に菓子パンは危険**です。というのも、糖質の小麦粉に加えて、大量の砂糖が使われているので、短期間に糖質中毒に陥る可能性が高い。

糖質を摂り続けていると、脳からドーパミンが出続けて、やがてドーパミンの量をコントロールできなくなります。少しでも糖質が足りないとなると、脳が強く要求するので、**イライラや気分の低下が起こります。**

これは糖質中毒の禁断症状です。

糖質は過剰に摂取すると、血糖値を下げるためにインスリンの過剰分泌が起こり、膵臓に大きな負担をかけるほか、体にあらゆる悪影響を与えます。**脂肪は蓄積し、タンパ**

ク質に糖分が付着した「糖化」が起こって、高脂血症や糖尿病のリスクは増大、体の代謝機能が低下して老化は促進されます。

糖尿病は日本人の5人に1人がかかり、認知症にも関連している病気です。100歳になっても寝込まずに元気に暮らしている長寿者では、まず糖尿病にかかっている人はいません。

健康長寿のために大切なのは「血糖値を急に上げない食事」です。

ところが、「みんなで糖質中毒になれば怖くない」とばかり、実に日本人の2人に1人は糖質中毒とも考えられるほど、広がっているのが現状です。

私たちの直接の祖先、ホモ・サピエンスが地球上に登場して約20万年になりますが、小麦などで糖質を摂るようになったのは農耕が始まってからなので、せいぜい数千～1万年です。まして私たち日本人が砂糖をふんだんに口にできるようになったのは、この50～60年のこと。**人間の体は大量を糖質に耐えられるようはできていません。**

糖質はブドウ糖に分解され、エネルギーになる大切な栄養素ではあるのですが、大量に摂る必要はありません。

糖質をほとんど摂れなかった古代人は、ブドウ糖ではなくてケトン体を主なエネルギー源にしていたと考えられます。**ケトン体は、ブドウ糖が体内から枯渇したとき、体の脂肪を分解して得られる物質**です。

ケトン体が使われるようになると、体は「栄養分が足りない危険な状態だ」と判断して、細胞の劣化を防ぐために、眠っていた長寿遺伝子のスイッチをオンにします。

健康長寿を実現する秘訣は、ケトン体をエネルギー源にすることにあったのです。

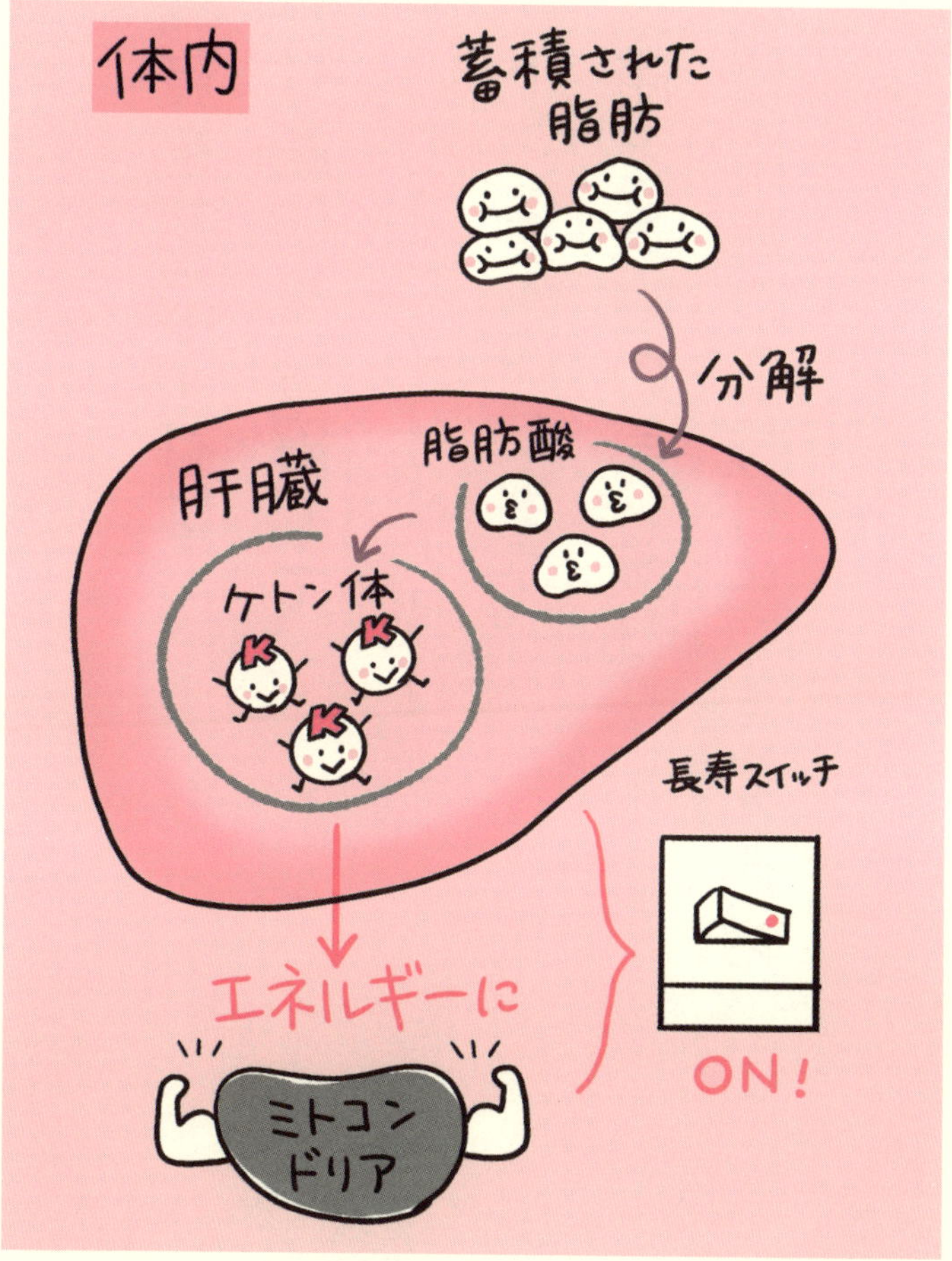

体内
蓄積された
脂肪
分解
脂肪酸
肝臓
ケトン体
長寿スイッチ
エネルギーに
ON!
ミトコンドリア

point 11

糖質を制限すれば、
体は脂肪を分解して、
もうひとつのエネルギー源、
ケトン体を作り出す。
健康と長寿の第一歩は
糖質中毒から抜け出すことから。

●糖質を制限すれば脂肪が燃えやすくなる

ケトン体が作られるようになるのは、血液中や肝臓に蓄えられたブドウ糖を使い切ったときです。食事から糖質を抜いていくと、人間の体は数日で、体内に蓄えられている脂肪をもとにケトン体が合成されて、エネルギー源として利用されるようになります。ケトン体がエネルギー源に使われる状態では、老化にブレーキがかかります。これは前述の通り、体が飢餓状態と認識して長寿遺伝子が活発に働き始め、細胞の劣化を防ごうとするため。したがって老化防止に効果が期待できます。

「脳の栄養となるのはブドウ糖だけ」と信じている人もいますが、それはウソです。たしかに糖尿病でインスリン治療をしている人が低血糖に陥った場合は、ブドウ糖が必要です。しかし、これは治療していて事故になった場合の処置です。

脳は脂肪を燃やしても働くし、糖質を燃やしても働く。燃料はハイブリッドだと覚えておきましょう。糖質が必要なことは間違いではないのですが、ブドウ糖だけが脳の栄養になっているというのは、明らかな間違いです。

糖質をたくさん摂っている状態では、脂肪はなかなか燃えません。

「有酸素運動で脂肪を燃やしましょう」と言われても、多くの人は挫折してしまいます。でも私たちの体は、糖質を制限すれば、脂肪を分解する（燃やす）ことで、エネルギーを確保しようと切り替わるのです。

2週間、炭水化物と糖質を最小限にすると、血中のケトン体濃度が高い「ケトン体体質」になります。朝は野菜ジュースのみ、昼と夜は野菜、魚、肉を食事の中心に据え、腹七分目を心がけましょう。これで血糖値が上がりにくく、インスリンを分泌しにくい体に変化します。

ココナッツオイルに含まれる中鎖脂肪酸は、血中のケトン体濃度を上げる働きがあるので、朝、コーヒーにココナッツオイルを少し入れて飲むと、3時間後には血中のケトン体濃度の数値が上がります。摂食中枢は「エネルギー源は足りている」と判断するため、食べ過ぎを防ぐことができて、おすすめです。

ココナッツオイルを摂ってケトン体の濃度が高くなっていると、仕事の集中力が途切れず、スピードも格段に上がるというメリットもあります。脳の情報伝達がスムーズになるからですが、脳への働きは後でまた述べることにします。

糖質制限は、主食のご飯やパンを減らすのが基本になりますが、野菜のおかずから食べるようにすることもポイントです。そうするとご飯やパンを食べたときに、インスリンの大量分泌が避けられます。

インスリンがあまり出なければ、ケトン体が生成されるので、食事のときは**「おかずが先、ごはんが後」**を習慣にしましょう。

●糖質制限で重視すべきはケトン体

このようにして**ケトン体が出てくると、しっかり食べてカロリーを摂っていても体重が減ってきます。**もちろん食べるのは肉や野菜が中心です。

ただ、そうやってケトン体をたくさん出しても、油断してご飯やパンをお腹いっぱい食べると、ケトン体はすぐになくなってしまうので気をつけましょう。空腹時も、菓子パンやスイーツ類を単独で食べるのはガマンしてください。

最近は「糖質制限ダイエット」が流行っています。「痩せる」「健康になる」と注目されていますが、**大事なのは糖質制限をしたときに出てくるケトン体です。**

以前は、カロリー制限で動物の寿命が延びることから、加齢を防ぐにはカロリー制限だ、糖質制限だと言われていたわけですが、カロリー制限をするとケトン体が出ていることがわかってきました。だから病気を予防できたり、長寿になっていたりしていたという論文が、この数年でたくさん出てきたのです。

ケトン体の血中濃度を上げることが、糖質制限の本質だったのです。

❶炭水化物・糖質は最小限に
❷野菜をたくさん摂る
❸肉・魚など
たんぱく質もしっかりと
❹ココナッツオイルを
積極的に
❺腹七分目を心がける

（「ケトン体体質」になる食事のルール）

ココナッツオイル摂取時の総ケトン体

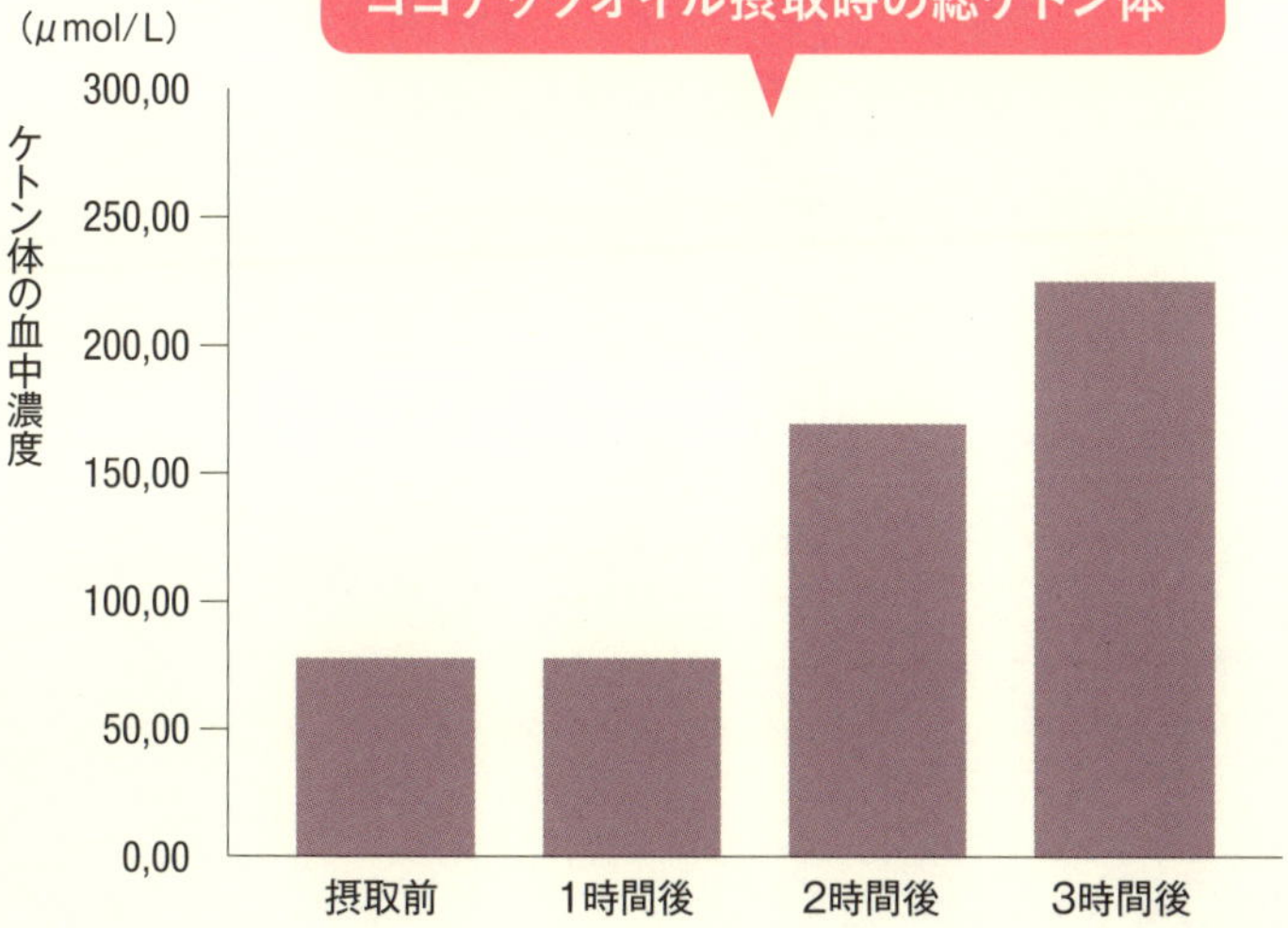

©JFDA日本ファンクショナルダイエット協会

point 12

糖質制限とともに
運動の習慣を身につけましょう。
脂肪を分解してケトン体を作る
「ゆっくり、低強度で長時間」の
太極拳が効果的！

●食事と運動のセットで実践する

ときどき、**「糖質制限をしていれば何を食べてもいい」と誤解している人がいます。**

糖質制限は肉をしっかり食べても構わないし、「あれはダメ、これはダメ」と細かい決まりもない、比較的実践しやすいものですが、魚も多く食べてオメガ3系の油を摂らなくてはいけません。

肉に含まれるアラキドン酸の摂り過ぎが動脈硬化を進めてしまうので、オメガ3系の油で〝中和〟する必要があるのです。

さらに**運動によってアディポネクチンを増やして、動脈硬化が進行したときの心筋梗塞や脳梗塞のリスクを下げることも大切。**体の仕組みは複雑で、複合的です。健康長寿には「これだけでＯＫ」という魔法のメソッドはありません。

ケトン体の血中濃度を上げるためには、ふたつの方法があります。

ひとつは先述した食事、糖質制限。

そしてもうひとつが運動です。これも、どちらかすればＯＫというわけではなく、やはり**食事と運動のセットで実践することが大切**です。

●太極拳は「ケトン体体質」になる運動

運動の強度が低いほど、ケトン体が出やすいというエビデンスがあります。

左のグラフAは、運動の強度によって、筋肉はエネルギー源として、糖質と脂肪をどのくらい使っているかを示しています。横軸が運動強度を表す最大酸素摂取量、縦軸はエネルギーの割合です。

グルコースを燃やすとATPが、脂肪を燃やすとケトン体が出てきて、エネルギーになるわけですが、両者が交差してくるのは30％くらい。最大酸素摂取量が低い、つまり運動の強度が低いほど、ケトン体が出てくることがわかるでしょう。

太極拳はこの領域ですから、脂肪が燃えやすく、ケトン体を出しやすいのです。時間との関係がグラフBです。30分以上続けると、時間が経てば経つほど、脂肪を燃やしていることがわかります。

太極拳のスタジオでは、1クラスが1時間ですから、ぴったりです。「ゆっくり、低強度の運動を長時間」が、脂肪を燃やすトレーニングなので、太極拳は脂肪を燃やしてケトン体を出しやすい、「ケトン体体質」になる運動と言えるのです。

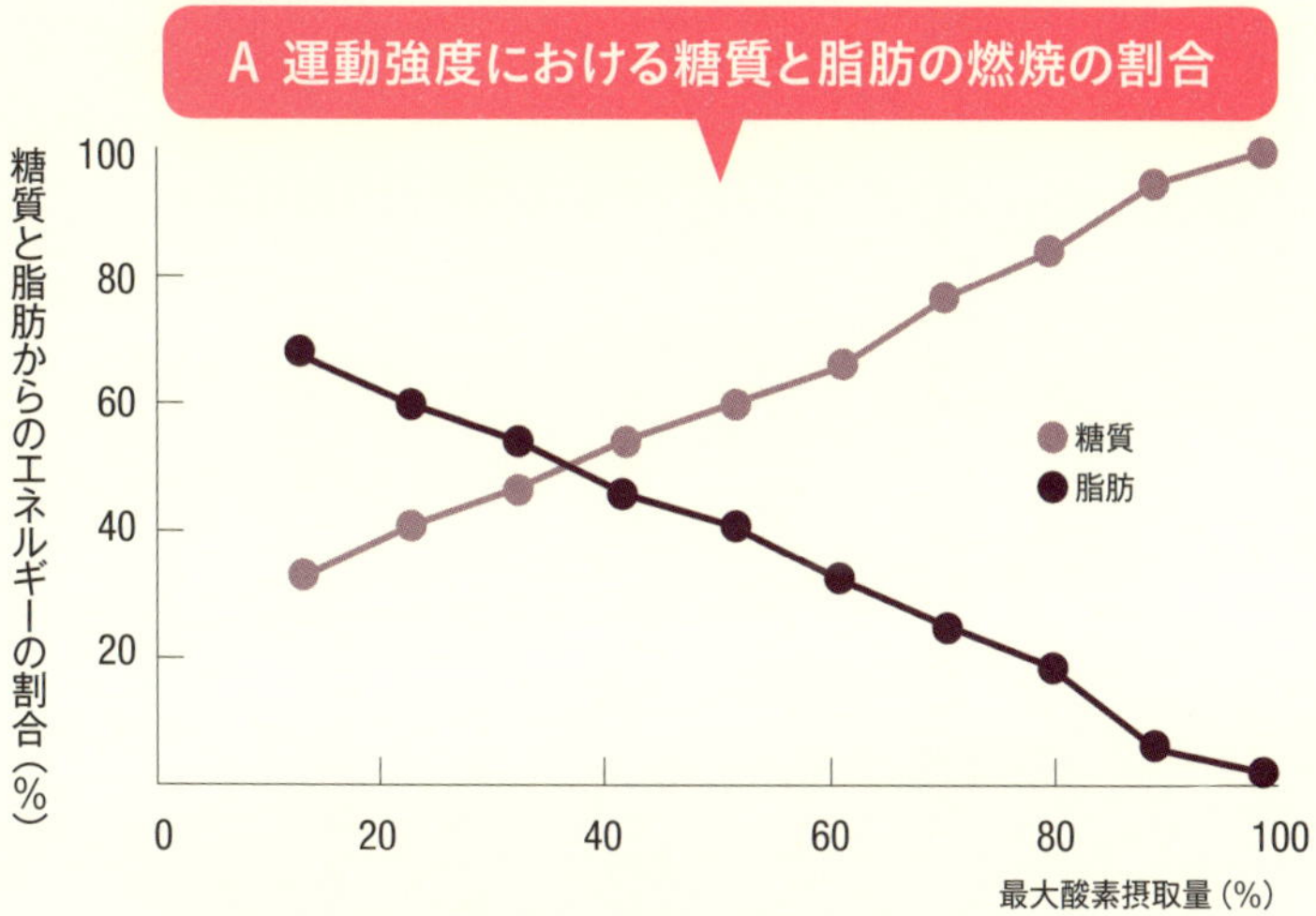

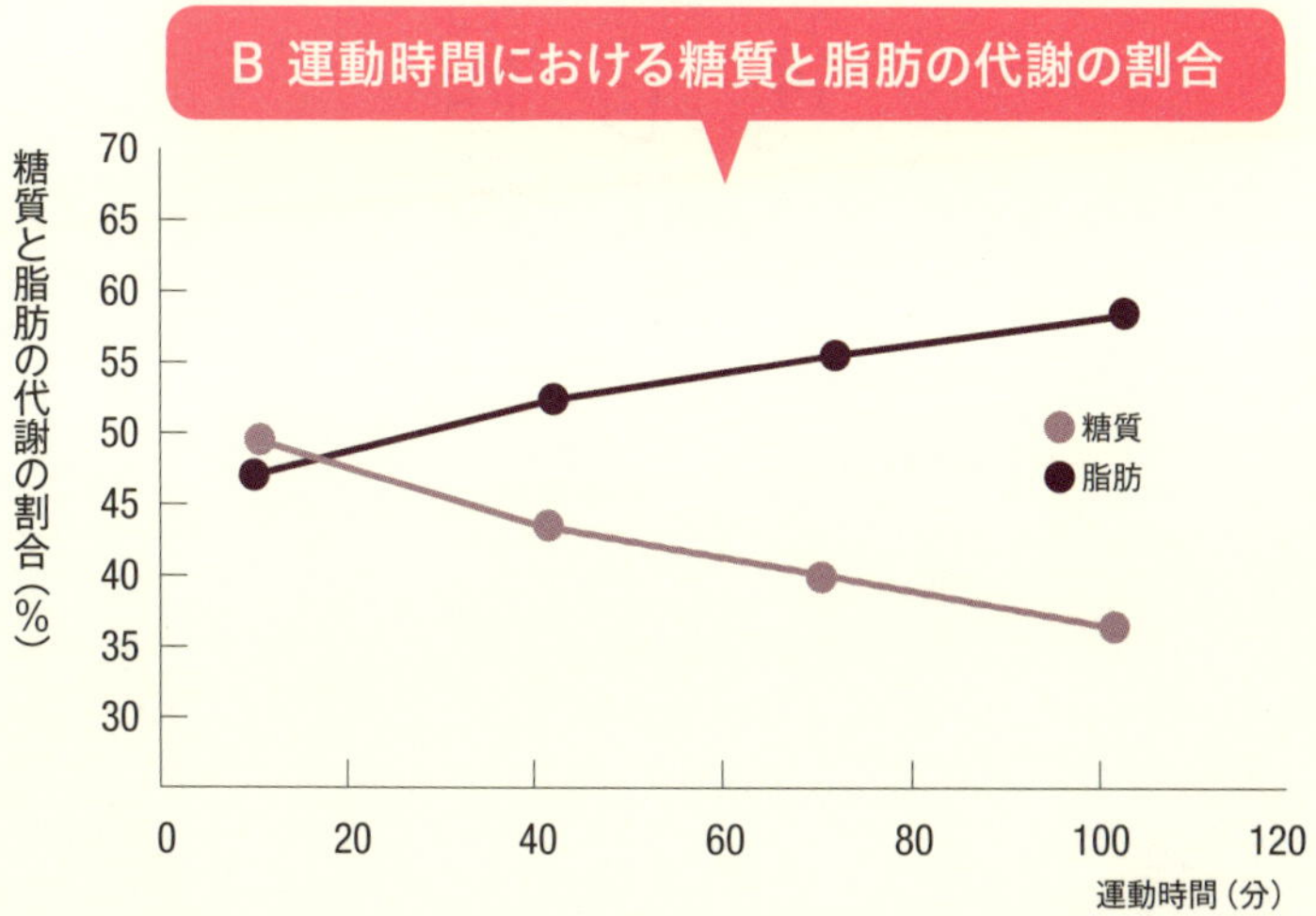

From:Exercise Physiology:Theory and Application to Fitness and Performance.Powers SK,Howley WT.8th Edition,2012.McGraw-Hill.

point 13

体を錆びつかせて
老化させてしまう活性酸素。
怖い活性酸素を処理して
体を守るのがケトン体。
その仕組みとは？

●凶暴なヒドロキシラジカル

みなさんの中には、運動して呼吸が激しくなったとき大量に発生する、活性酸素を心配する人がいるかもしれません。

ケトン体には、この活性酸素を処理して、体を守る働きもあります。

活性酸素は、触れた相手の電子を奪う「凶暴化した酸素」。体を錆びつかせて老化の原因にもなるやっかいものです。

侵入した細菌の電子を奪って殺菌する働きもあるので、健康維持の役目もある物質ですが、過剰になると問題です。DNAから酸素を奪って傷つけるので、がん、免疫機能の低下、動脈硬化、老化など体にさまざまな悪影響を及ぼします。

呼吸で発生するくらいならまだしも、紫外線、排気ガス、タバコ、食品添加物、ストレスなどでも発生し、**現代生活は過剰になる原因がいっぱいなので困ります。**

過剰な活性酸素を、ケトン体はどうやって処理しているのでしょうか。

呼吸によって、筋肉の細胞内では、ミトコンドリアが酸素を使ってATPを合成しますが、このときに副産物として活性酸素が発生します。呼吸して使った酸素の1・5～2％が活性酸素になるとされています。

処理の過程を詳しく見ると、活性酸素は酵素の働きで、最終的には酸素と水になることで無害化されるのですが、その途中が問題です。

ミトコンドリアで最初に生成されるのが、スーパーオキサイドと呼ばれる物質。これが過酸化水素へと変わります。ここにSODとカタラーゼという酵素が働くと、酸素と水になるのですが、体内にSODが不足していて、鉄があるという場合、ヒドロキシラジカルという物質が生まれます。これが特に凶暴で、DNAを攻撃する悪玉です。

●ケトン体はヒドロキシラジカルの発生を抑える

DNAを攻撃するのはヒドロキシラジカルで、最初に出てくるスーパーオキサイドではありません。ヒドロキシラジカルにならなければ、DNAも傷つかずにすむ。老化も少ないということになります。

ということはSODが十分にあるか、鉄が少なければいいことになります。

女性は、生理のときに鉄を失っているから長生きなのだという学者もいます。鉄不足が女性の寿命の長さにつながっている証拠は結構あって、私も余計な鉄を補給するような治療はしません。「女性の貧血は治すな」という医者もいるほどです。

しかし、鉄を減らして貧血にするわけにはいきません。

ごく単純に言えば、**ＳＯＤとカタラーゼの活性を上げてやれば、ヒドロキシラジカルの発生が抑えられる**、ということになります。

実際、ＳＯＤ1（細胞質の中にあるＳＯＤ）の欠損したマウスは、肌に張りがなくなってカサカサになったり、骨密度低下や加齢黄斑変性症になるなど、いろいろな老化症状が現れます。ヒドロキシラジカルが多くてＤＮＡが傷つきやすいからですね。

さて、そこでケトン体です。

ケトン体は、ＳＯＤとカタラーゼの発現を止めている酵素の働きを封じます。もっと簡単に言えば、ＳＯＤとカタラーゼを活性化する働きをします。

太極拳による運動は、ケトン体を増やすので、ＳＯＤとカタラーゼの活性が上がる。スーパーオキサイドの段階で処理するので、老化を抑えられるという仕組みです。

point 14

太極拳を習慣化して
「ケトン体体質」になると
認知症のリスクが下げられる!
高齢時代に最適な運動習慣。

●ケトン体は脳の細胞に直接働きかける

運動と認知機能の関連性は、昔から知られています。「最強の脳トレはウォーキング」と主張する研究者もいるくらいです。

「身体活動が低下している人」「握力が低い人（男性26kg未満／女性18kg未満）」は認知症のリスク要因であることが、国立長寿医療研究センターの約3300人を対象にした4つの研究の分析から報告されています。

「握力が低い人」のリスクは2・1倍ということですが、これは握力だけを鍛えていれば認知症が予防できるということではありません。筋肉や運動量が少ないことがリスク要因なので、全身の運動習慣を身につけましょう。

先に100歳のスキーヤー・三浦敬三さんや、102歳の日本舞踊の師匠・板橋光さんを紹介しましたが、80歳、90歳になってもスポーツを楽しんでいるような高齢者は、認知機能もしっかりと保たれているものです。

ではなぜ、定期的な運動によって認知機能が保たれるのでしょうか。脳の血流がよくなって脳細胞にしっかり酸素が供給されるとともに、二酸化炭素が取り除かれるという面はありますが、もちろんそれだけではありません。

米ニューヨーク大学のサマー・スレイマン博士らの研究グループによって、**そのメカニズムにケトン体が関係していたことが発見されました。**

ブドウ糖と同様に、ケトン体が脳のエネルギー源になっていることは先に述べましたが、定期的な運動を続けると、ケトン体は脳の細胞に直接働きかけて、脳内のＢＤＮＦ（脳由来神経栄養因子）と呼ばれるタンパク質の産生に関わっていることが判明したのです。

ＢＤＮＦは、脳に新しい神経細胞を作るために重要な役割を果たしている物質で、アルツハイマー病の脳では非常に少なくなっていることがわかっています。認知症のほか、うつ病にも関連しています。

●太極拳で認知症リスクを下げよう

ケトン体は、脳の細胞に直接働きかけていると判明しているので、血中のケトン体濃度を高くした方がいいことは明らかです。

朝、ココナッツオイル入りのコーヒーを飲むと、昼には血中のケトン体濃度の数値が上がり、仕事の集中力もスピードも上がることは先述しましたが、脳の情報伝達がスムーズになるので、アルツハイマー病の防止にもつながります。

「ケトン体体質」になるには、食事法とセットの運動が効果的。それが太極拳です。「ゆっくり、低強度の運動を長時間」がケトン体を出しやすいというエビデンスも先に示したとおりです。心拍数をあまり上げず、なるべく長い時間行うことがポイントでした。

太極拳を習慣にしていると、「ケトン体体質」になるので、脳内でBDNFのレベルが上がる、したがって認知症のリスクも低下します。

また、脳細胞は、ブドウ糖よりもケトン体を好む性質を持っています。ケトン体が送られると脳内にα波が生まれ、リラックスした状態になるのです。

一念発起して「運動しよう」とジョギングなどを頑張ると、つい心拍数が上がったまま走っていたりするものですが、脂肪も分解してケトン体を出すには、もっと「ゆるい」運動がいいのです。一生できる太極拳は、認知症予防にまさに好適です。

るでしょう。

●「メディカルタイチ」を健康長寿に役立てよう

太極拳のいいところや「なぜいいのか」といったエビデンスは、これからもまだまだ出てくるでしょう。

第1部でも紹介しましたが、私は「国際メディカルタイチ協会」という組織を立ち上げて、太極拳の健康維持効果のメカニズムの研究やエビデンスの確立に取り組んでいます。

さらに太極拳をベースにした、エビデンスに基づくエクササイズとして、「メディカルタイチ」のプログラムを作って、高齢者の人に実践してもらえるような仕組み作りや人材育成にも関わるようになりました。

深い呼吸とゆっくりとした動きが特徴の太極拳は、高齢者の運動としても向いているので、普及が進めば進むほど、健康長寿に役立つものと確信しています。本書を読んだみなさんも、ぜひ太極拳に興味をもって、始めてみることをおすすめします。

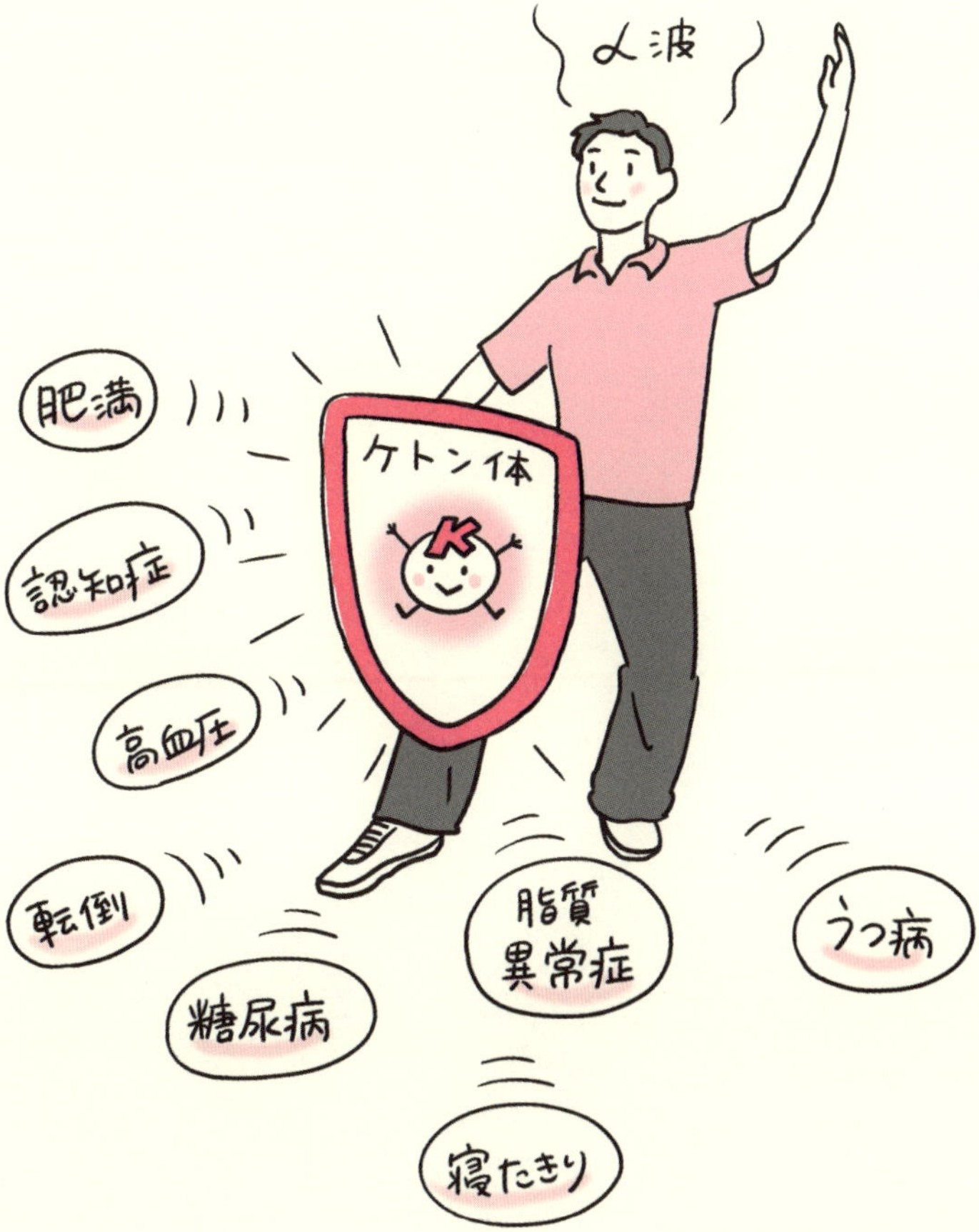
α波
ケトン体
K
肥満
認知症
高血圧
転倒
糖尿病
脂質
異常症
うつ病
寝たきり

第3部

タイチ・エクササイズ超入門

深い呼吸で、体のすみずみまで酸素を巡らせよう

まず太極拳（タイチ）は「呼吸ありき」です。

イスに座ったままできる、基本的なエクササイズを試してみましょう。ここから紹介するのは、中国伝統の太極拳を元に、運動の苦手な人や高齢者にも手軽に続けられるように考案された体操です。

血流の促進効果やストレッチ効果、リラックス効果など、さまざまな健康増進効果が期待できます。

体の緊張を解いて、深い呼吸をすることで、たっぷりの酸素が溶け込んだ血液が全身を巡ります。二酸化炭素も体の外に運び出されるので、頭も体もすっきりします。

さらに呼吸は自律神経にも関連するので、深くゆっくりした呼吸によって、リラックスしているときに働く副交感神経が優位になり、ホルモン分泌も整います。

この7つのエクササイズでは、指先の毛細血管まで血流がよくなるので、呼吸によってリフレッシュした血液が体のすみずみまで巡ります。全体で7～8分ですが、気に入ったものを選んで行ってもかまいません。なめらかに、動きを止めずに繰り返しましょう。座ったままでも、立ってでもできます。ゆっくりとした動きでリラックスして行いましょう。

立って行うとき

両足は肩幅の広さに開き、つま先は平行になるようにします。軽く膝を曲げ、重心を落とします。上半身は垂直に。背中や腰を反らさないように注意しましょう。

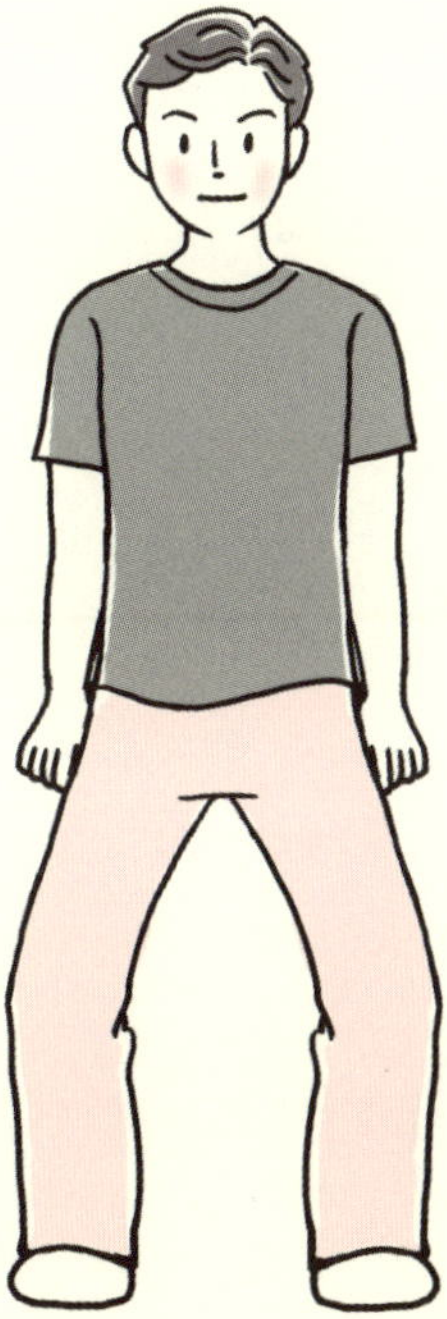

1 起勢《チーシー》

姿勢を整え、指先まで血流促進

タイチのエクササイズの間にも、呼吸を整えるために行います。

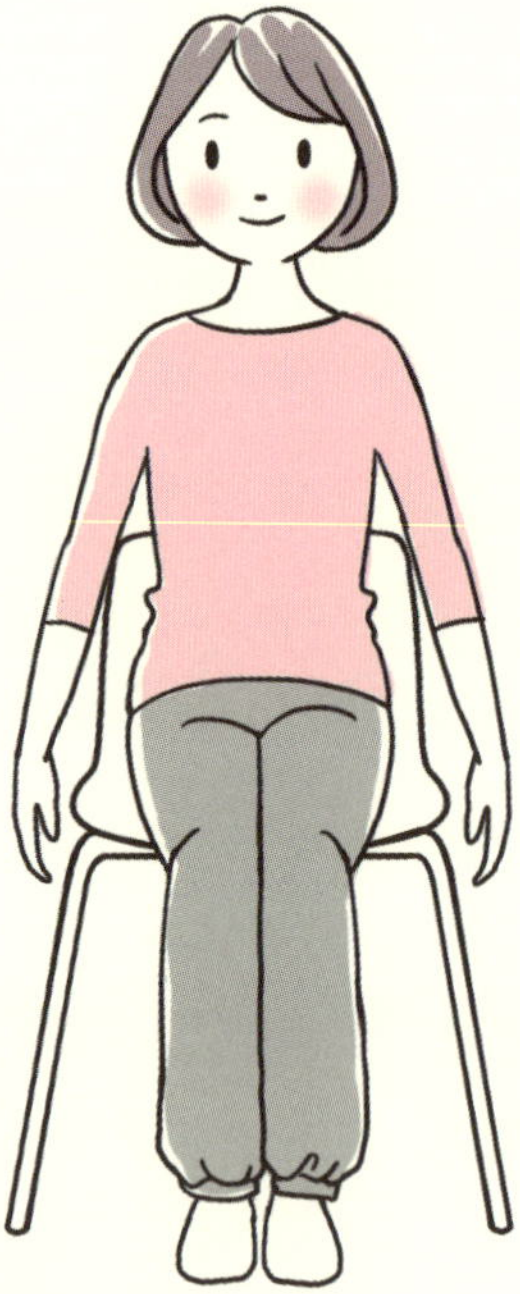

❶イスに両脚をそろえて座り、リラックスした状態で両手を自然に両脇に下ろします。

❷手の甲を上にして、鼻から息を吸いながら、ゆっくり両手を上げていきます。4秒ほどかけて肩の高さまで上げます。

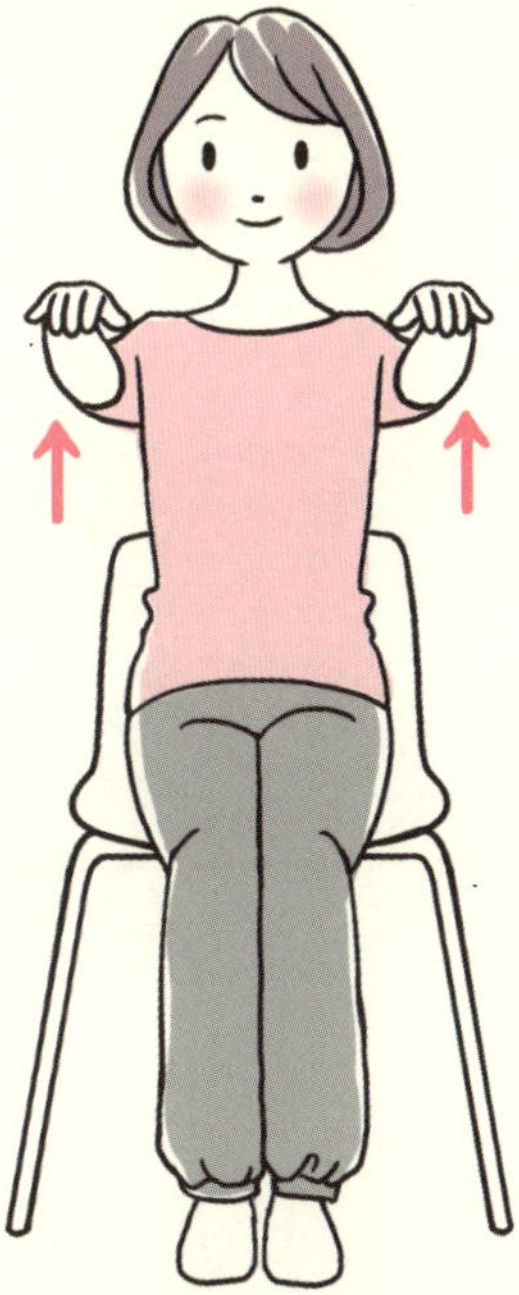

❸口から息を吐きながら、ゆっくり4秒ほどかけて、両手を自然に下ろします。

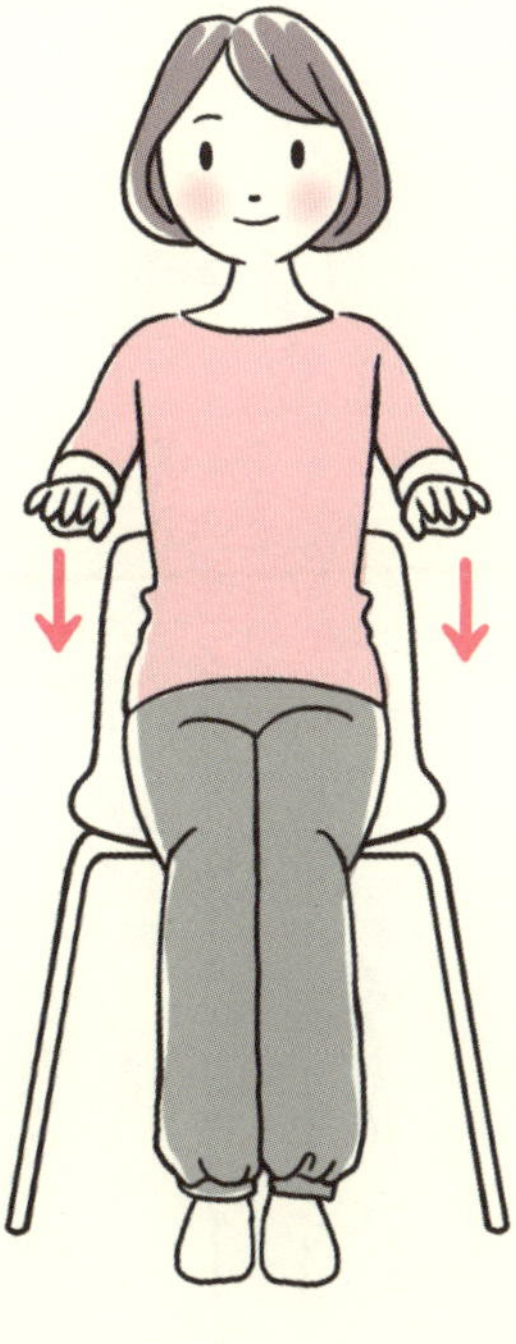

止めずに3〜5回、繰り返します。

2 首を動かす

首筋から脳の血流をアップ

❶イスに両脚をそろえて座り、胸の前に大きなボールを抱えているようなイメージで、右手を胸の高さ、左手を腰の高さに上げる。右手のひじは、平行よりやや下げて、上げすぎないように。

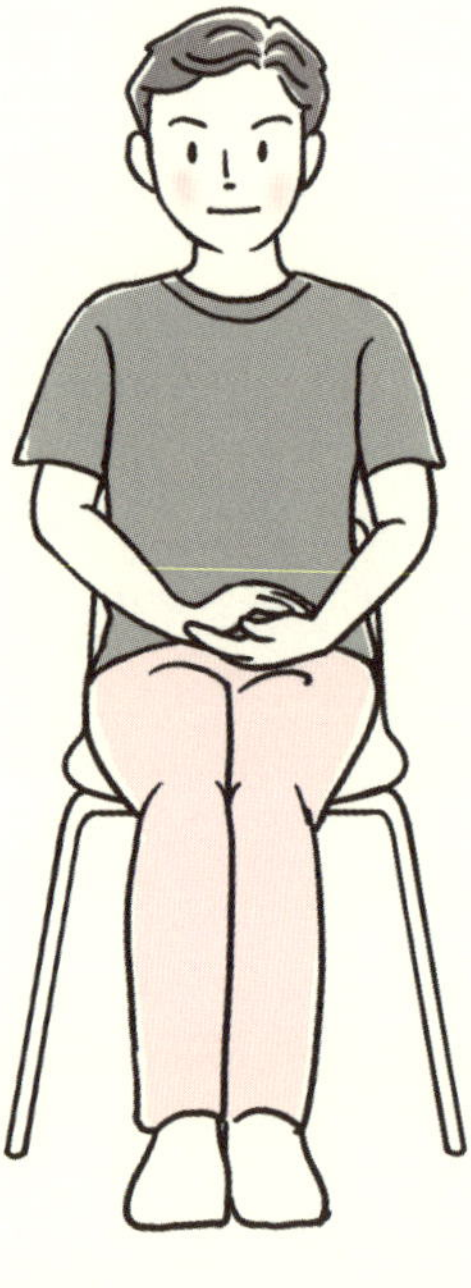

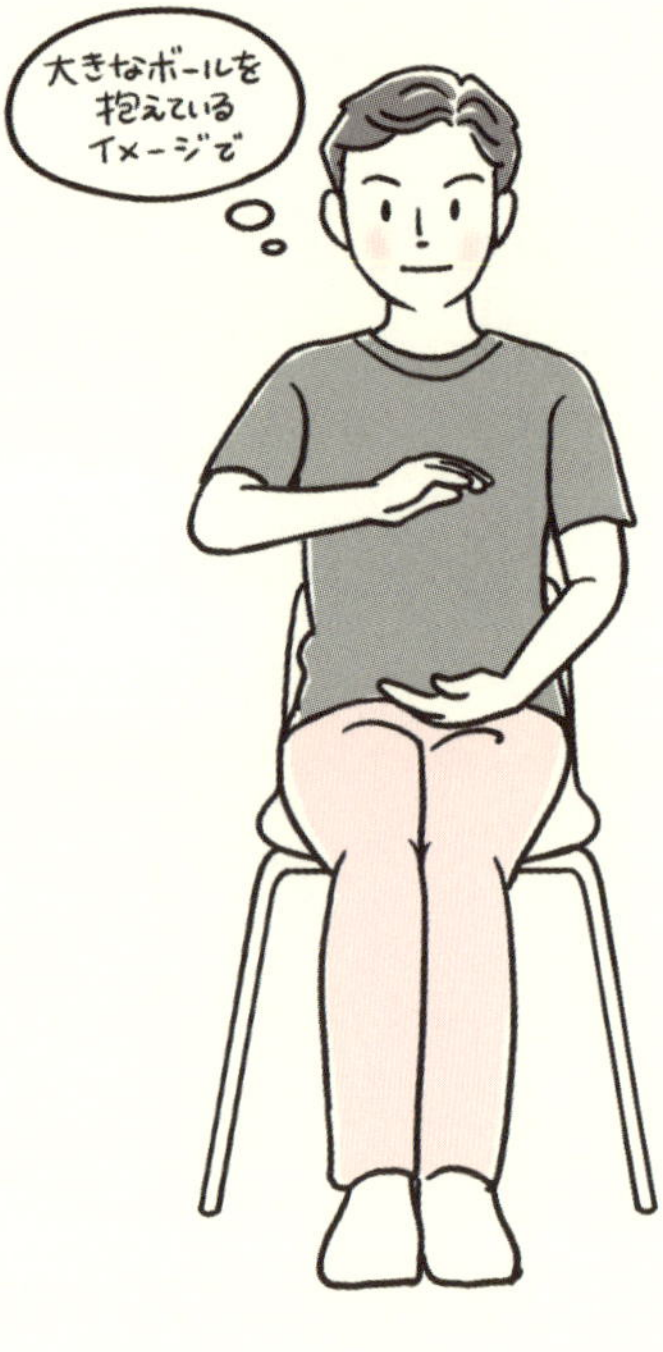

❷右手をゆっくり下ろして、左の手のひらに合わせます。

❸両手を重ねたまま、ゆっくりと息を吸いながら、4秒ほどかけて左手のひじを引きます。同時に、ゆっくりと顔を右に向け、左の首筋を伸ばします。

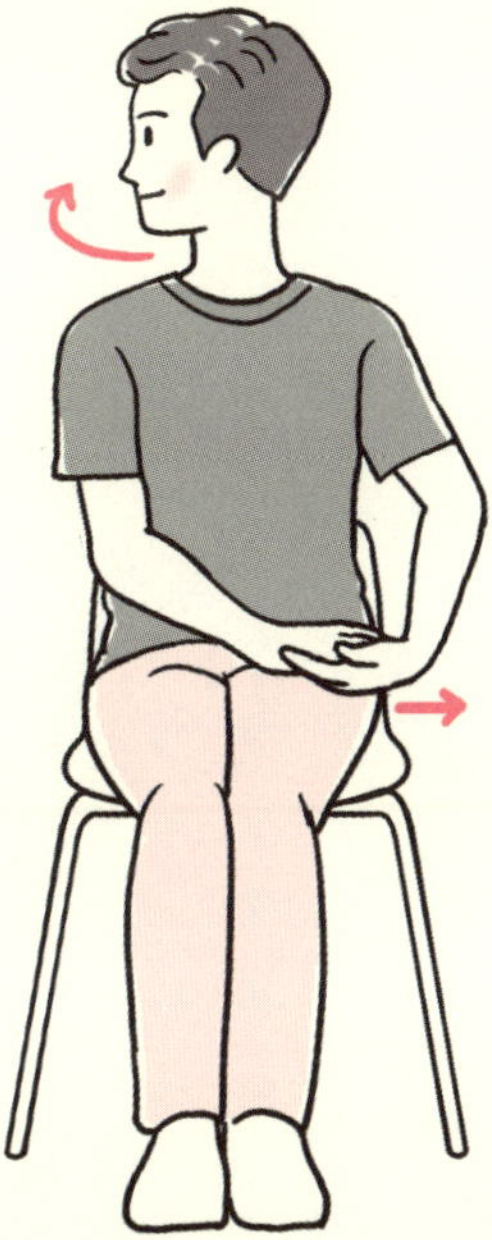

❹ゆっくりと息を吐きながら、4秒ほどかけて❷の位置に戻ります。

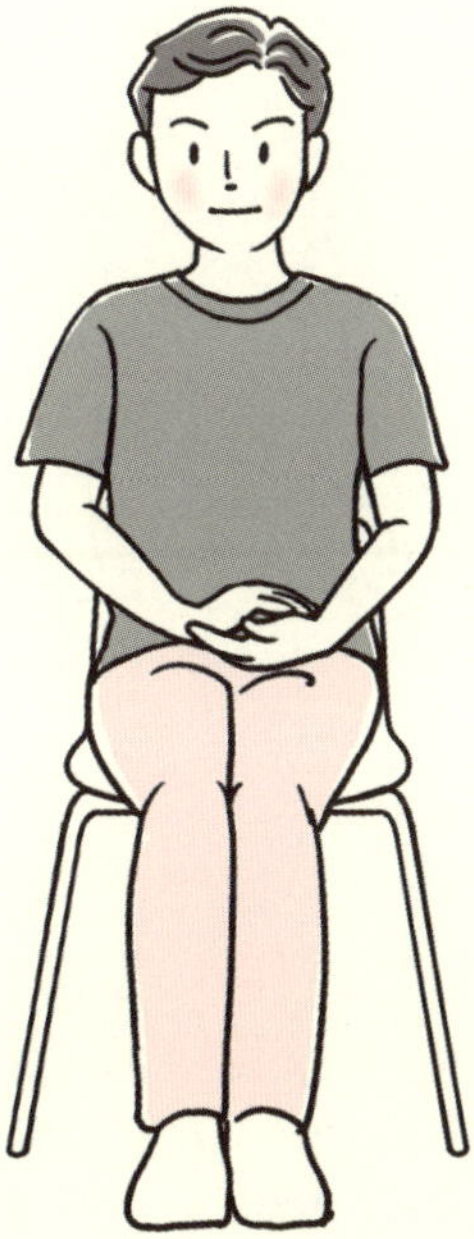

左右を逆にして❶のポーズから。動きを止めずに、交互に各3回ずつ行います。

3 肩を動かす

腕をひねって胸を開きましょう

胸郭を大きく開くように、空気を吸い込みます。

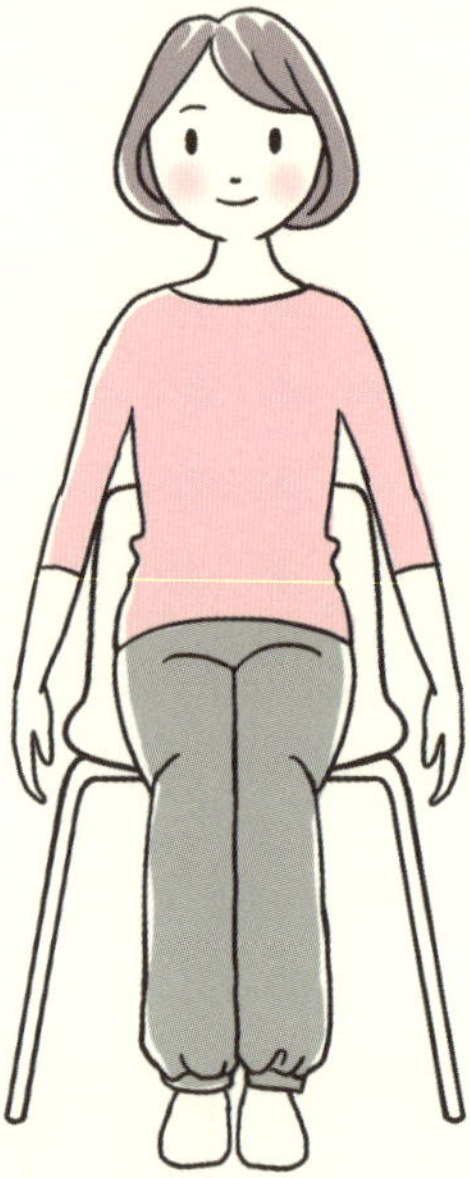

❶イスに両脚をそろえて座り、リラックスした状態で両手を自然に両脇に下ろします。

❷手の平を上に返しながら息を吸い、ゆっくりと両手を広げていきます。

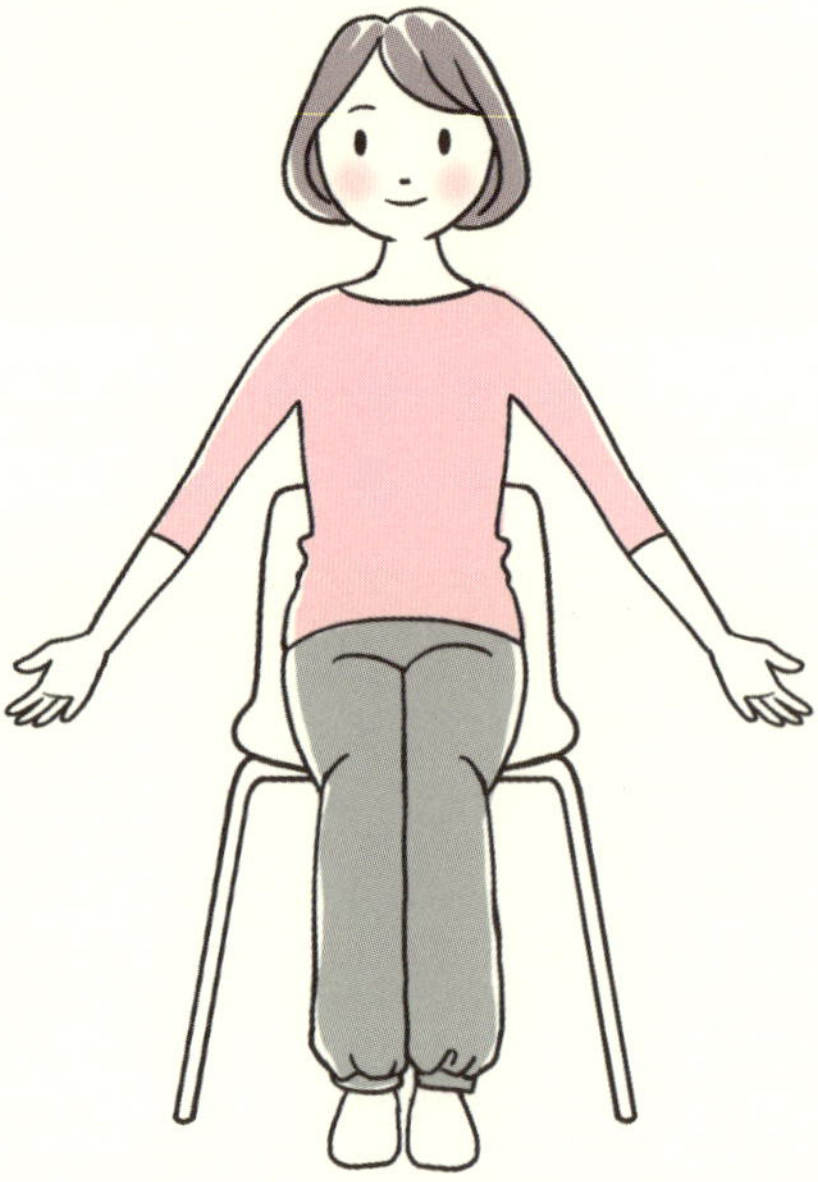

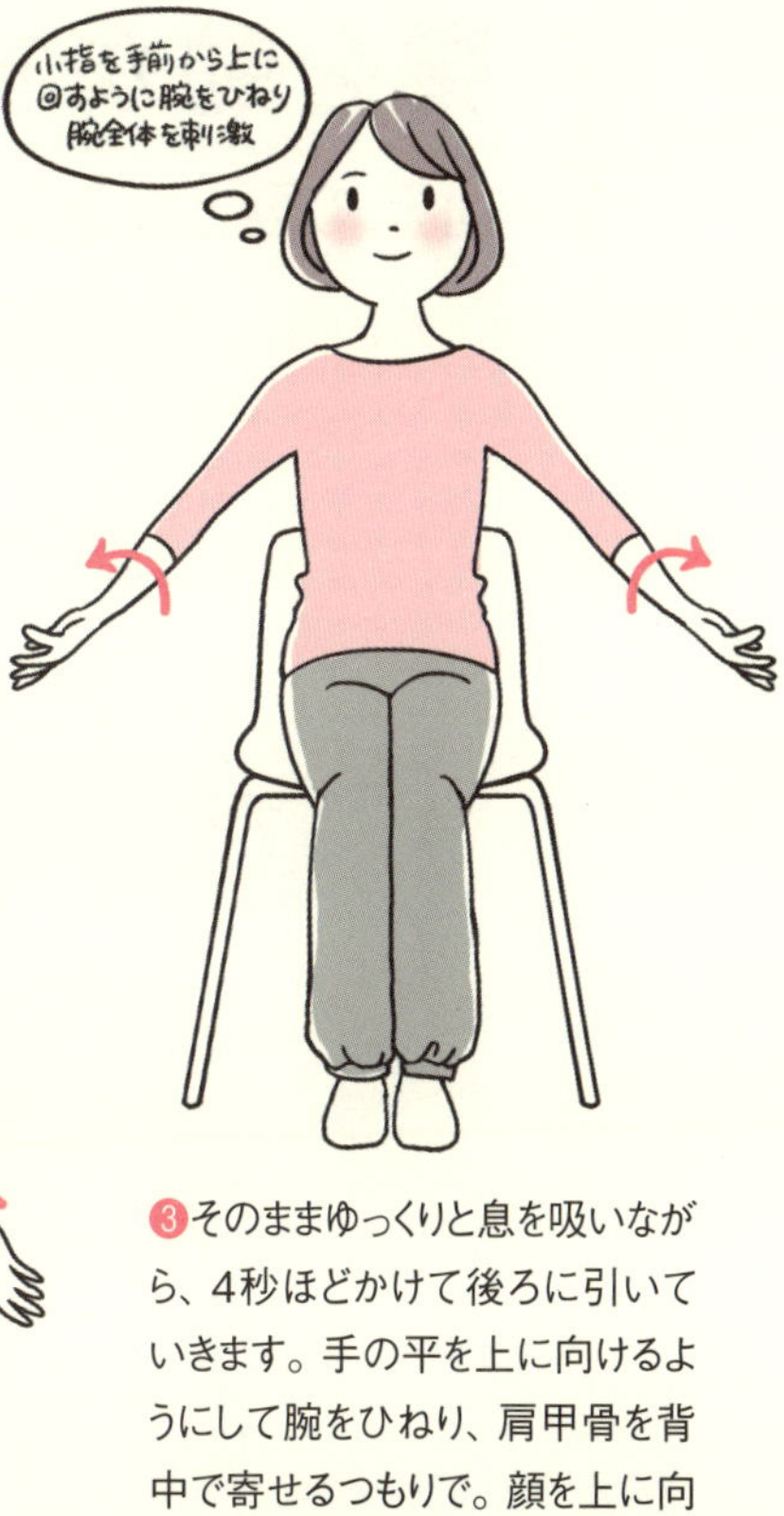

❹手の平を内側に返し、下を向きながら肩を丸め、4秒ほどかけて息を吐いていきます。両ひじが外側を向いて、両腕で大きな円形を作るイメージです。

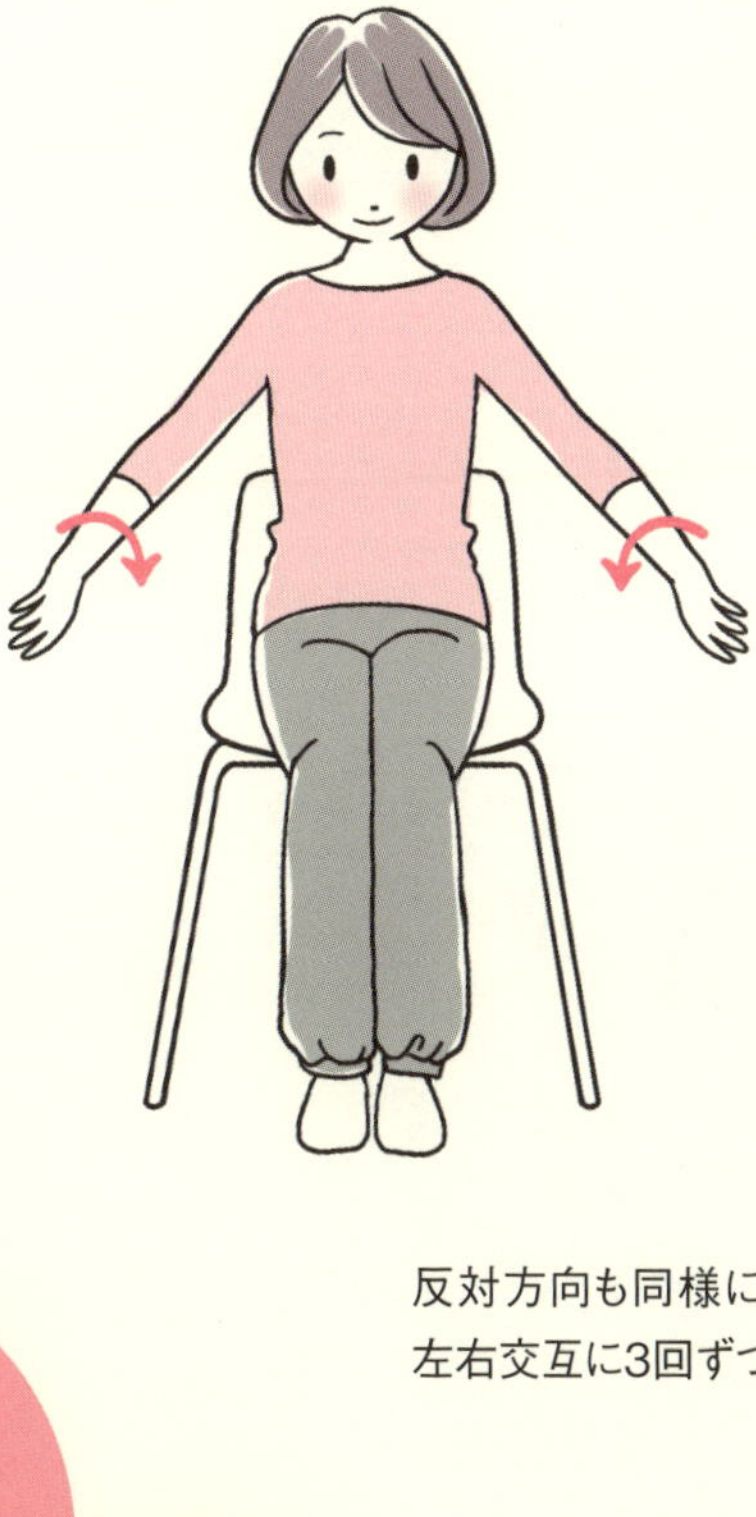

❸そのままゆっくりと息を吸いながら、4秒ほどかけて後ろに引いていきます。手の平を上に向けるようにして腕をひねり、肩甲骨を背中で寄せるつもりで。顔を上に向けながら、肩と胸を広げ、背筋を伸ばします。

反対方向も同様に。動きを止めずに、
左右交互に3回ずつ行います。

4 腰を動かす

血流の要となる腰をしっかり回して

胸郭を大きく開くように、空気を吸い込みます。

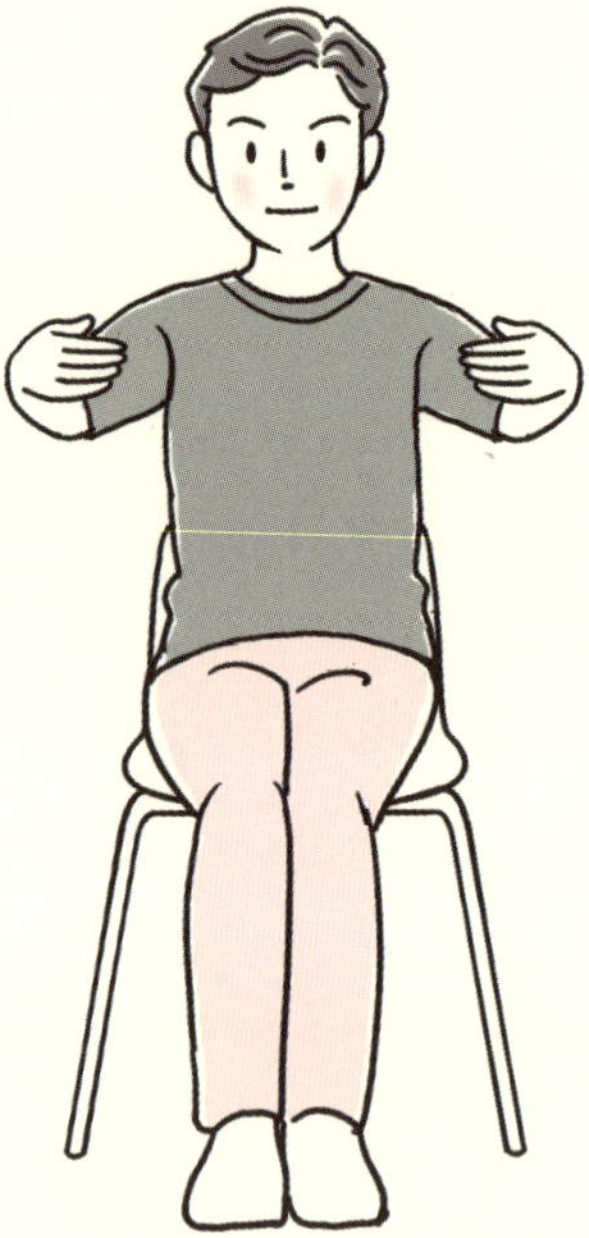

❶両手を胸の高さに上げ、大きなボールを抱えるように、両腕で大きな円形を作ります。

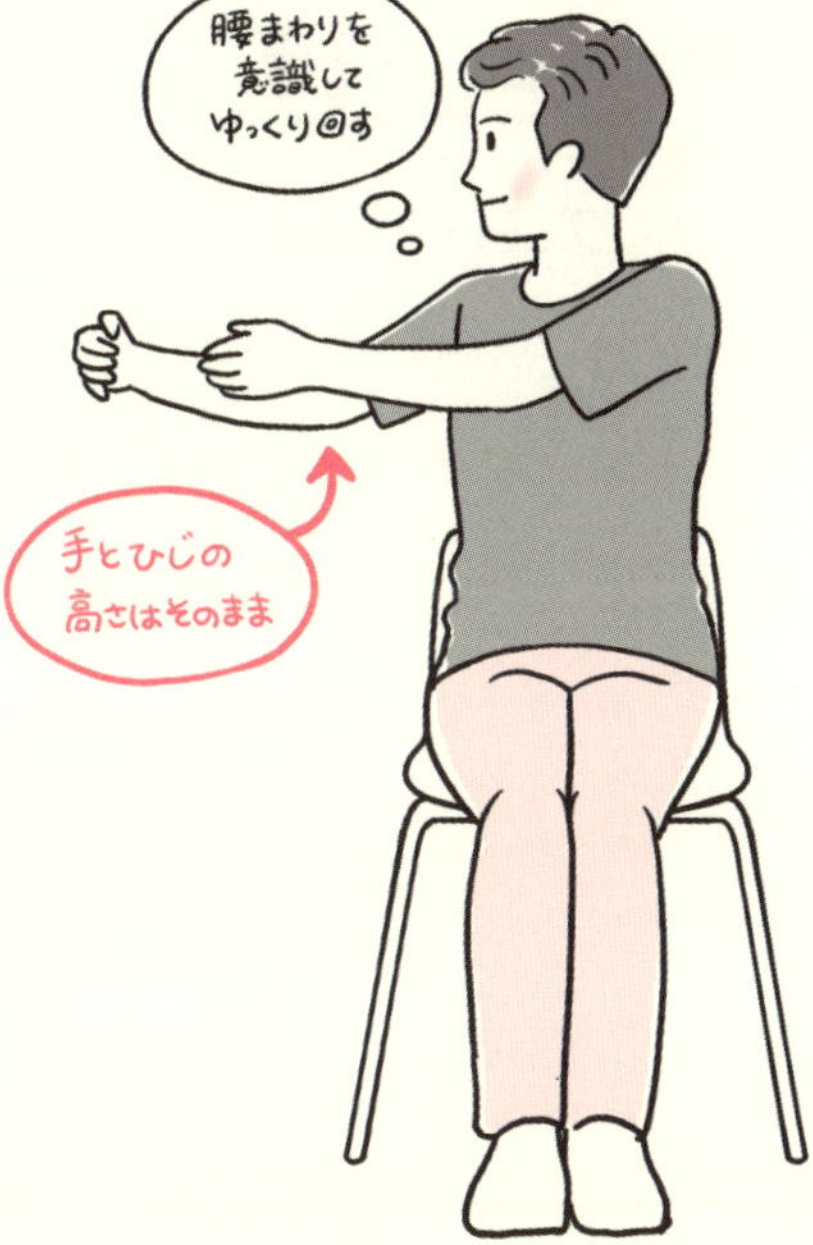

❷大きなボールを抱えたままのイメージで、ゆっくりと息を吸いながら、4秒ほどかけて上半身を右に回していきます。腰をしっかり回せるよう、回している方の肩先を見るようにします。

❸ゆっくりと息を吐きながら、4秒ほどかけて上半身を正面に戻します。

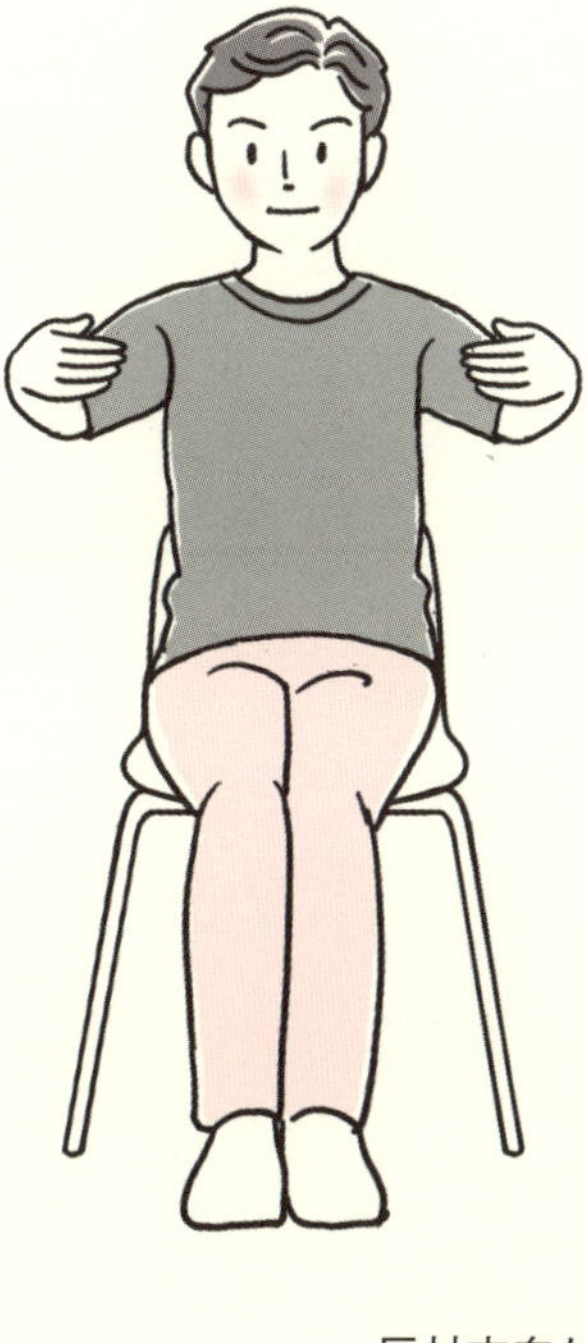

反対方向も同様に。動きを止めずに、
左右交互に3回ずつ行います。

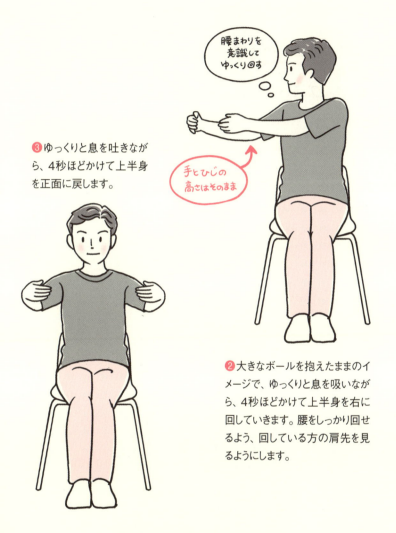

5 足上げ

太ももの筋力アップにも

この動きは自然呼吸で行います。ただし、息を止めないように。

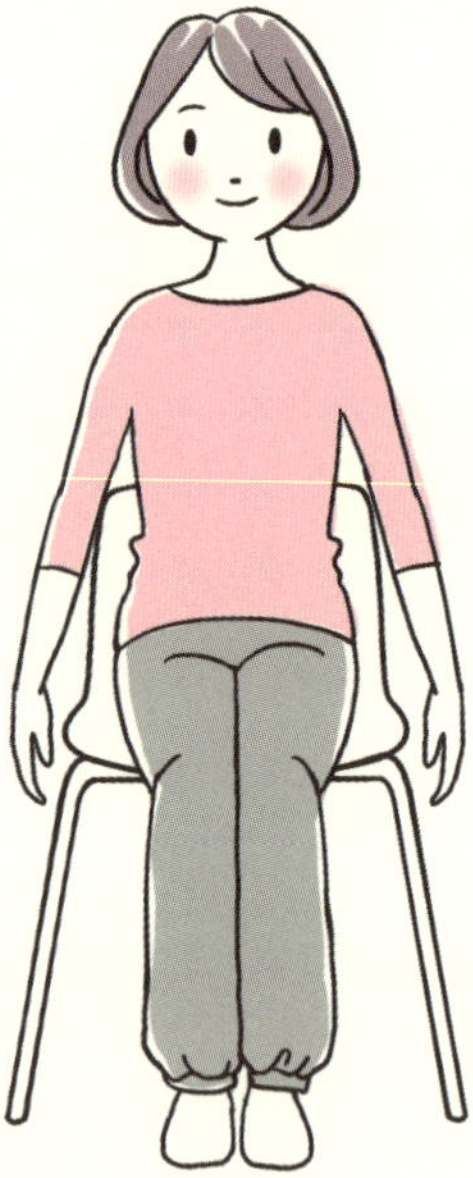

❶イスに両脚をそろえて浅く座り、リラックスした状態で両手を自然に両脇に下ろします。

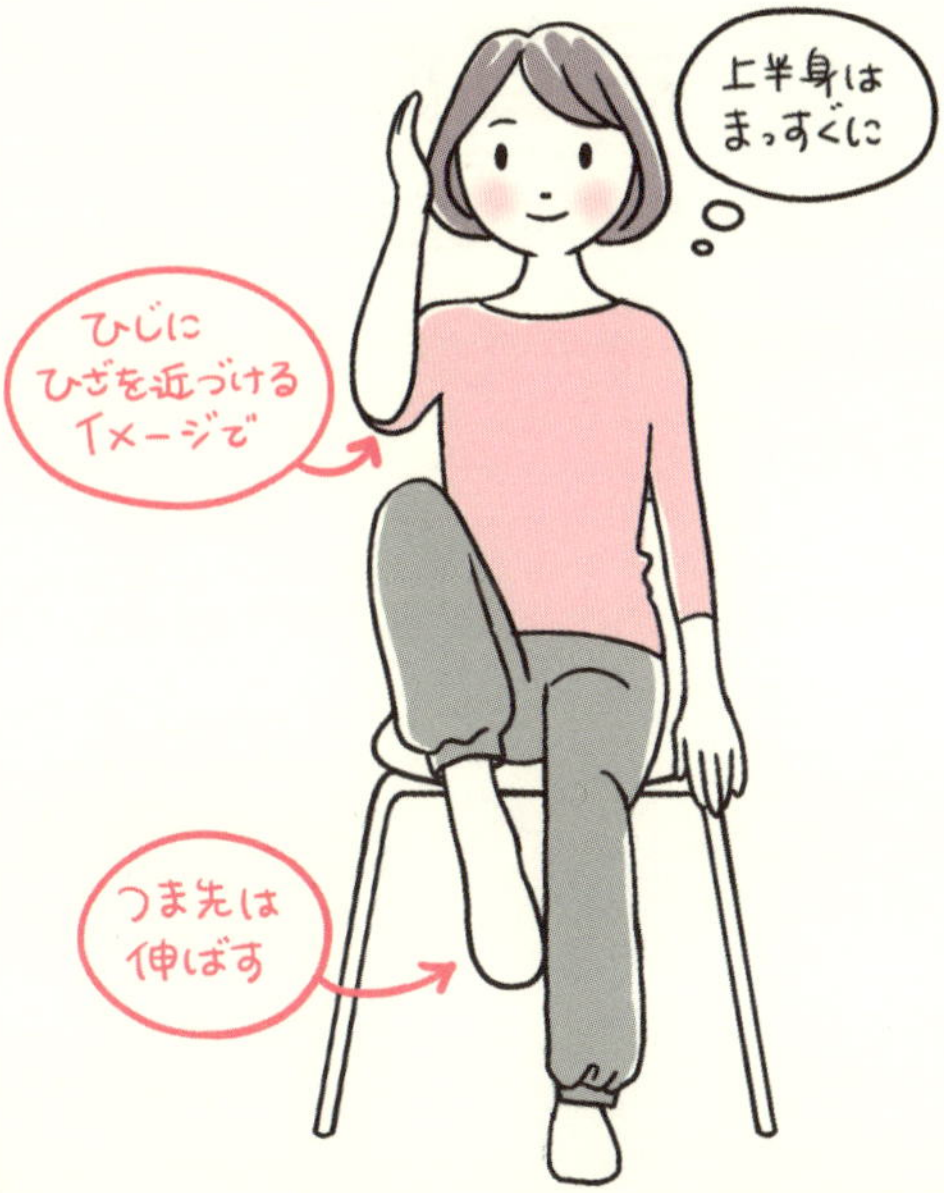

②ひじを曲げた右手を顔の高さくらいに上げ、右ひざをゆっくり、ひじに近づけるように上げます。つま先は伸ばして下に向けます。体の重心が動かないようにして、バランスをとりましょう。

③ゆっくりと①の姿勢に戻ります。

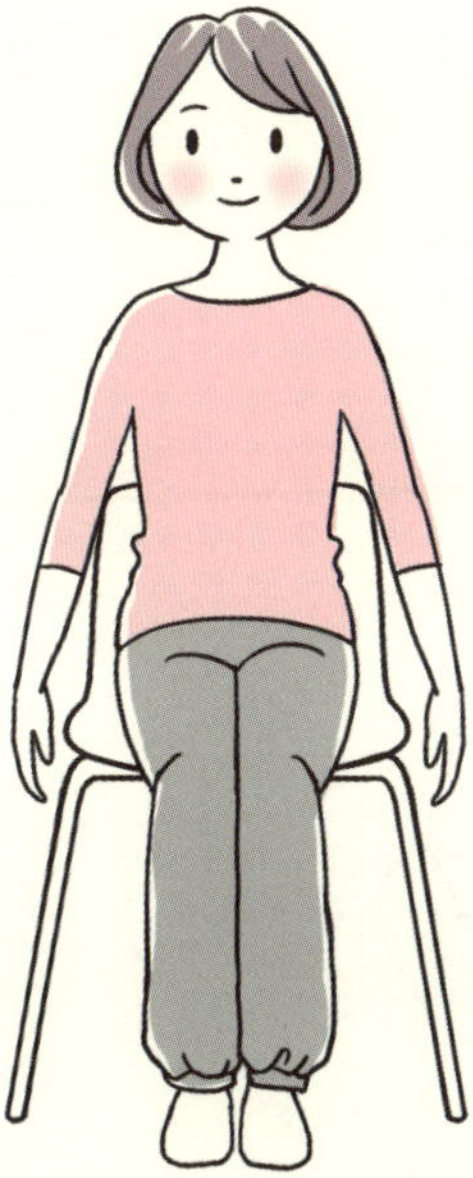

動きを止めずに、左右交互に3回ずつ行います。

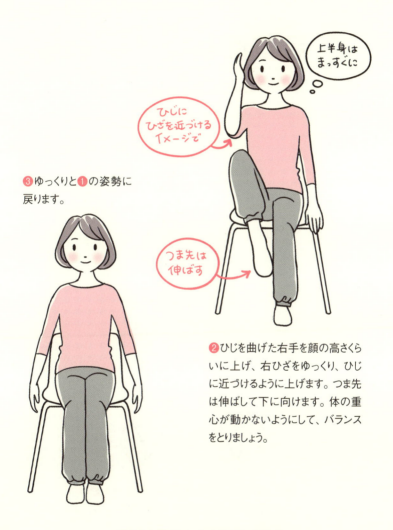

6 足首回し

足の血流をアップ

この動きも自然呼吸で行います。

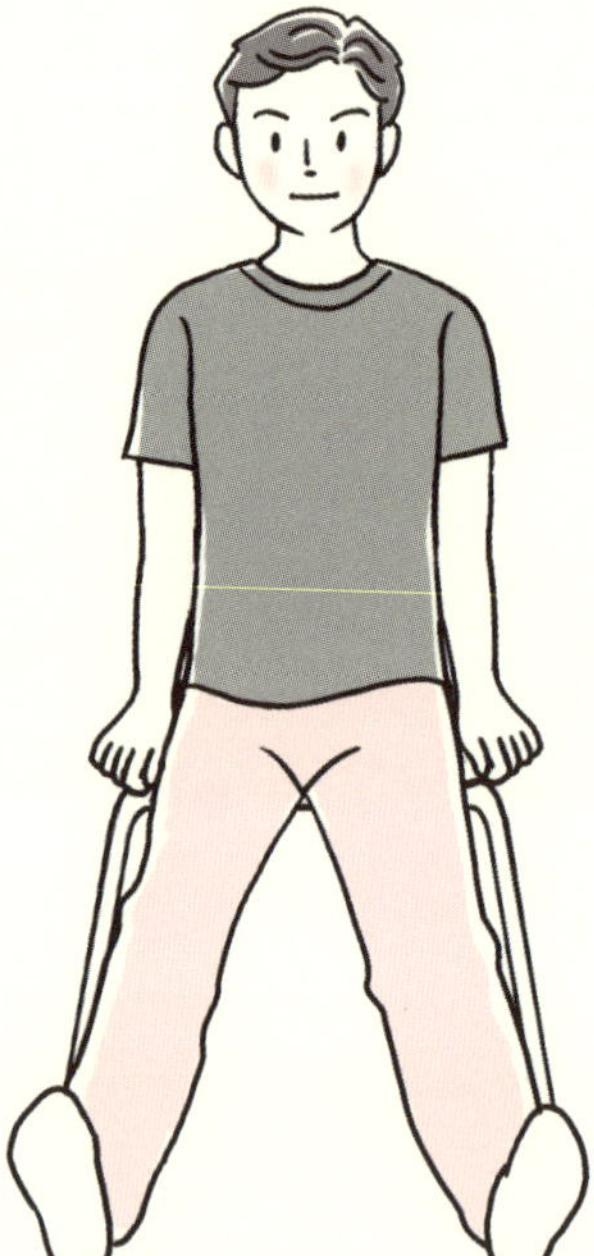

❶イスに座り、両手を座面に置いて上体を支えます。肩幅より少し広めに両足を開き、ひざを伸ばして、かかとを床につきます。

❷つま先で大きな円を描くように、内側に足首を回します。

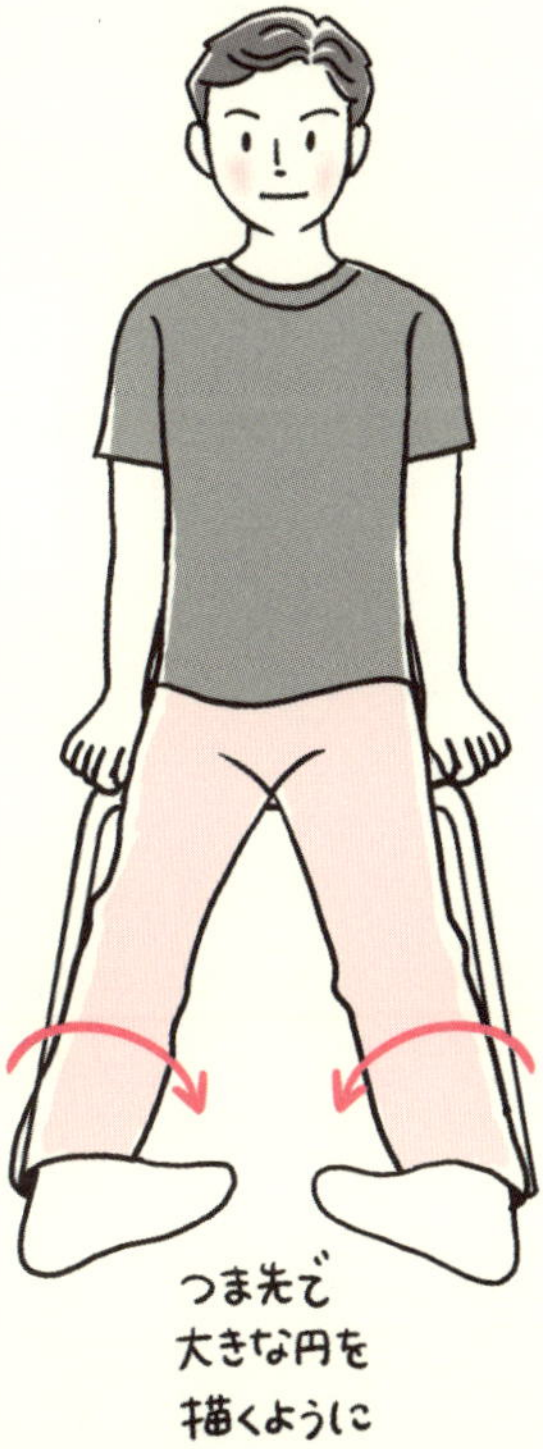

❸同じように、外側にも大きく回します。

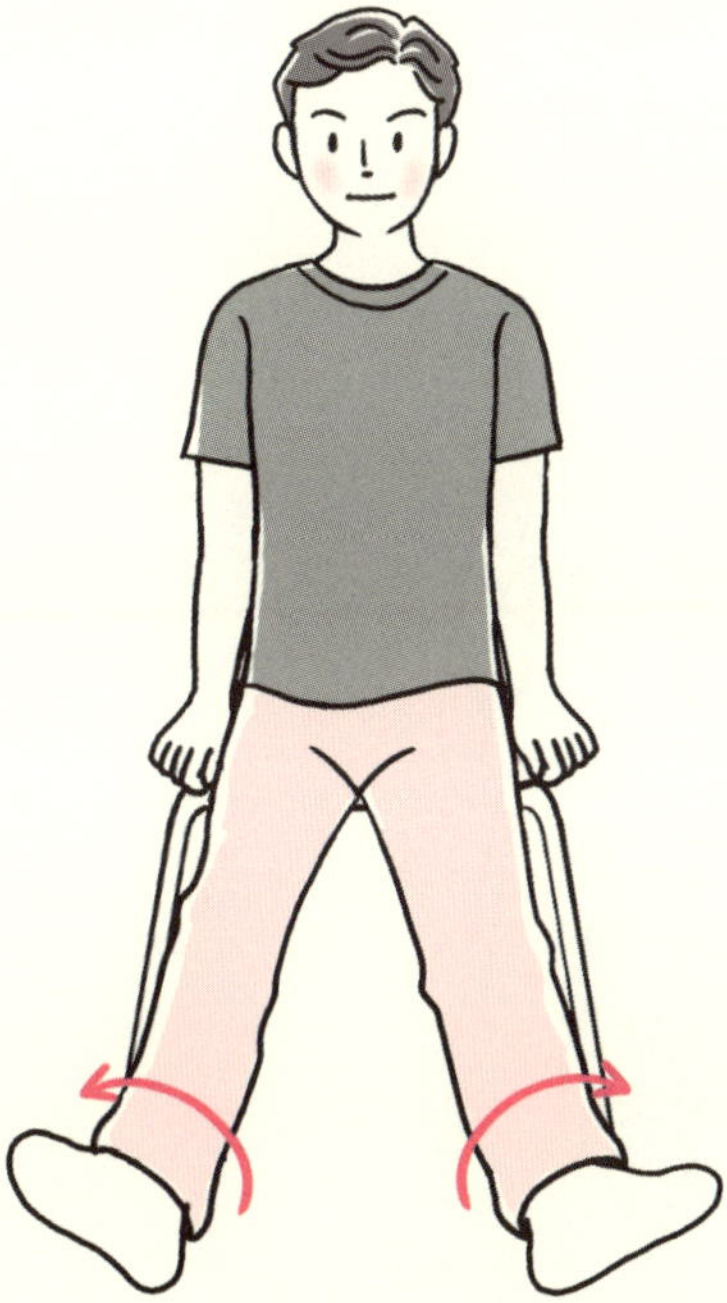

内回し・外回しを各10～30回行います。

7 終わりの呼吸

呼吸を整えましょう

もういちど起勢《チーシー》です。指先がポカポカしてきたのではないでしょうか。

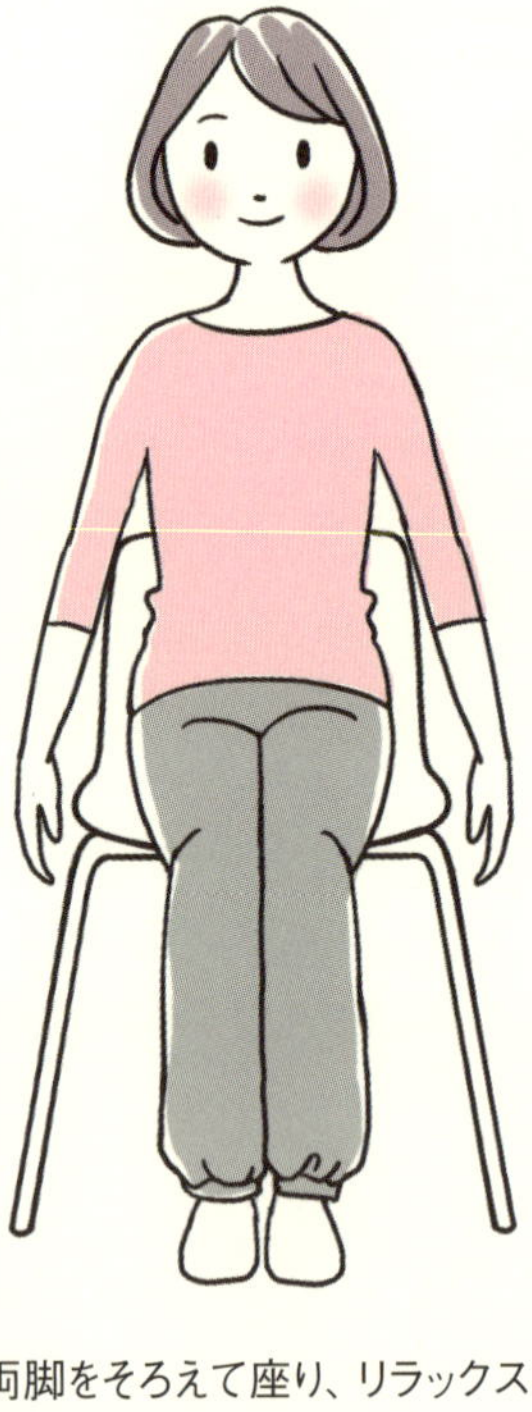

❶イスに両脚をそろえて座り、リラックスした状態で両手を自然に両脇に下ろします。

❷手の甲を上にして、鼻から息を吸いながら、ゆっくり両手を上げていきます。4秒ほどかけて肩の高さまで上げます。

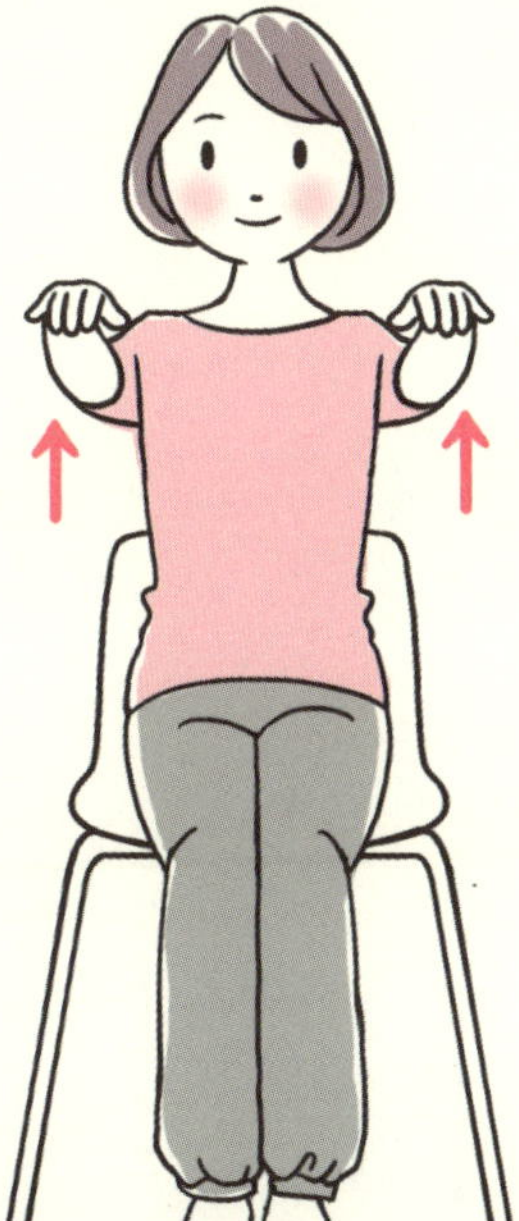

❸口から息を吐きながら、ゆっくり4秒ほどかけて、両手を自然に下ろします。

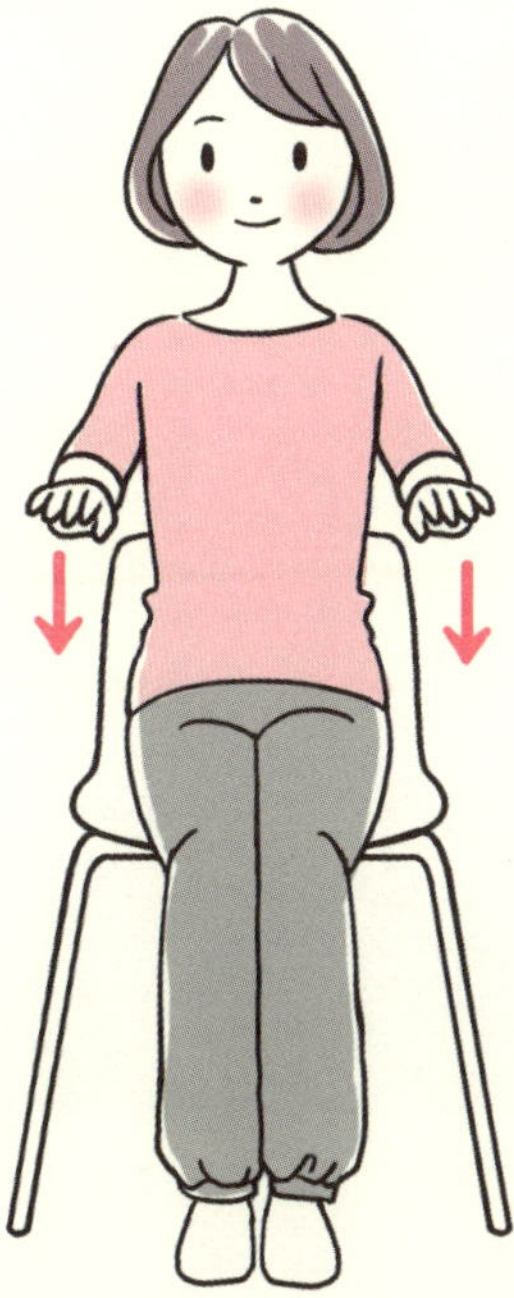

止めずに3〜5回、繰り返します。

毛細血管の血流が活発に

タイチのエクササイズは、ゆっくりした大きな動きで筋肉や関節をしっかりと動かします。そのためイスに座ったままのラクな動きでも、効果的に血流をよくすることができます。

ここで紹介したようなイスに座って行うエクササイズは、高齢者施設や介護施設に導入されて成果を上げています。

下の写真は、デイサービスに通う90歳の女性が、タイチのエクササイズを30分行ったところ、血流が改善された様子がとらえられています。

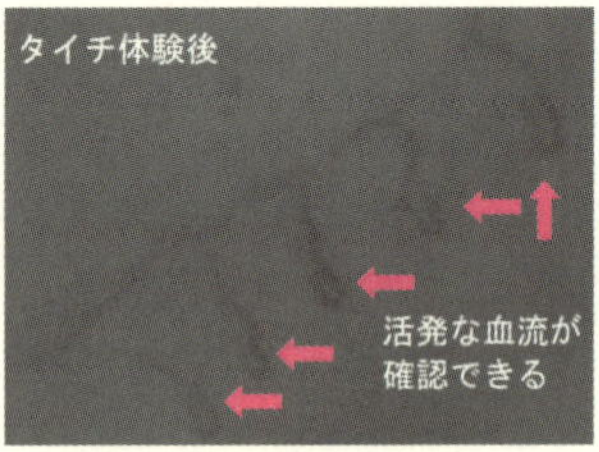

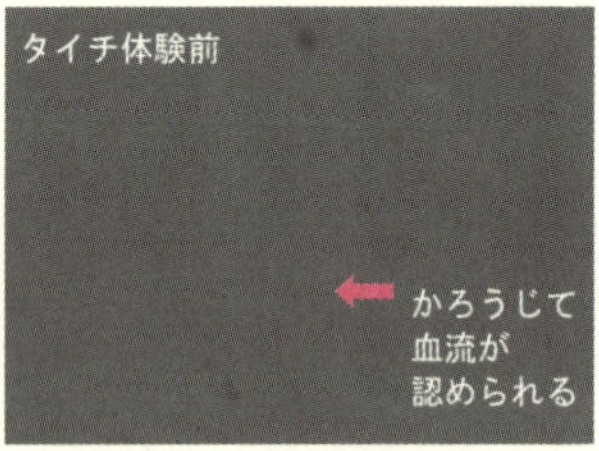

エクササイズの実施前、かろうじて血流が認められるだけだった毛細血管が、実施後は活発な血流が確認できるようになっています。毛細血管自身の細胞も含めて、全身の細胞にくまなく血液が通っていることがわかります。

いい呼吸と太極拳で若返ろう！

40歳をすぎると、体力の低下を感じる機会も多くなってくることと思います。それにともない呼吸の質も変化し、若い頃は腹式呼吸ができていた人でも、年齢を重ねて胸式呼吸になってしまっている人も少なくありません。ストレスや不安が多い社会であることも、呼吸が浅くなる大きな要因のひとつです。

人は1日に約2万回、呼吸しています。無意識に行っているたくさんの呼吸こそが、あなたの健康を左右しています。逆に言えば、いい呼吸をするだけで体も心も健康でいられるのです。本書で述べてきた「深くていい呼吸」で、健やかな自分を取り戻してください。

そして、三浦雄一郎さんのような「スーパーご長寿」になることも、誰でもできます。老化に負けない体が作れる「エキセントリック・トレーニング」と、それが最も簡単にどこにいても続けられる「太極拳」が最適の運動です。ぜひ、太極拳で病気や老化を遠ざけ、長く太極拳を楽しむことを目標に、多幸感に満ちた人生を送りましょう！

あとがき

白澤卓二

これまであまり健康に気を配ってこなかった中高年が、新たにスポーツを始める時、スポーツジムに行くのもひとつの方法だが、ジム通いは長続きしないものだ。最近はランニングもブームになっているが、あまり運動をしてこなかった人がいきなりは走れないし、年を取ると膝の故障などが心配だ。ウォーキングやジョギングは膝の負担が少ないのでお勧めだが、すぐに飽きてしまうので、もう少しスポーツ要素の高い趣味を持ちたいと考えている人も多いのではないだろうか…。

太極拳は古くから中国で武術として継承されてきた拳法だが、実際に格闘する武術というより、健康体操のひとつとして広まった。太極拳の良い点はグループでできること、運動神経よりも経験年数のほうが上達に関連していること、野外での体操なので自然に触れられるメリットがある点などが挙げられる。更に、健康増進効果に関しては、❶不安症やうつを改善する効果 ❷バランス、柔軟性、筋力を高める効果 ❸高齢者の転倒を予防する効果 ❹睡眠の質を高める効果 ❺血圧を下げる効果

❻心肺機能を高める効果　❼慢性疼痛を改善する効果　❽敏捷性と耐久力を向上する効果　❾幸福感、健康感を高める効果がこれまでに報告されている。

高齢期には転倒をきっかけに生活の質が低下してしまう。骨粗鬆症を発症し骨密度が低下していると、転倒した際に大腿骨を骨折し、せっかく骨折が治っても、その後寝たきりになるケースが多い。転倒しやすくなるのは、筋力の低下もあるが、加齢に伴う運動神経の変性で、歩行時のバランスや安定性を保てないことも要因のひとつだ。

米国ポートランド市のオレゴン州立大学医学部のフーツォン・リー博士は、太極拳がパーキンソン病患者の転倒予防に有効であることを明らかにした。パーキンソン病は高齢期によく見られる神経変性疾患のひとつで、中脳のドーパミン分泌細胞の変性により振戦、姿勢保持障害、筋強剛などの運動障害を主要症状とする難病である。小刻み歩行はパーキンソン病に特有の症状であるが、年を取ると歩幅が小さくなって前屈みになるのは、中脳のドーパミン分泌細胞が減少してくるためである。リー博士はパーキンソン病の195症例を❶太極拳群　❷筋トレ群　❸ストレッチ群の3群に分け、それぞれ60分のセッションを週に2回、半年間続けさせた。その結果、太極拳群は筋トレ群やストレッチ群にくらべ、姿勢の安定性はそれぞれ5・55％、11・98％改善、バランス感覚はそれぞれ10・53％、11・38％改善した。半年間の転倒の頻度も、筋トレ群0・51回／月、ストレッチ群0・62回／月に対して、太極拳群は0・22回／月と、明らかに転倒予防効果が認められた。太極拳をすると友達もできるので、高齢期の生活の質を向上させる効果が大いに期待できる。

太極拳は集団で行うダンスに近い運動で、集団行動としての特徴がある。地球上の最も古い文化でも集団でのダンスが行われている。最近の研究で、集団で行うダンスでは、エンドルフィンが脳で分泌されるという報告がある。分泌されたエンドルフィンが脳の神経細胞のオピオイド受容体に結合すると、ドーパミンという快楽物質が生成され幸せな気分になることが知られている。太極拳には運動という側面もあるが、集団行動としての社会的意義もある。これまでの太極拳の歴史の中でも、屋外で集団行動として行われることが多いが、太極拳のグループに参加することで、脳がドーパミンにより活性化されるというメカニズムが働いたに違いない。

高齢期になると社会とのつながりが薄くなり、人と会う機会が減り、うつ傾向になってしまうことが多くなる。高齢期のうつは認知症の危険因子のひとつなので、精神的にも幸せな気分を保つことは、うつの予防や認知症の予防につながる。定期的に太極拳のプログラムに参加することは、高齢期の生活の質を高めることになりそうだ。

さらに、太極拳には呼吸が深くなるメリットがある。肺から取り込まれた酸素は筋肉や脳などの組織に到達すると、最終的にはミトコンドリアで使われるが、細胞が老化すると、このミトコンドリアの機能が低下することが知られている。ミトコンドリアの機能低下により、筋力の低下や認知機能の低下がもたらされると報告されている。したがって、ミトコンドリアの機能を活性化することにより、筋力低下や認知機能低下などの体の老化に打ち勝つことができるが、ミトコンドリアの活性化には運動と呼吸による酸素摂取が重要な役割を果たしている。太極拳により運動と呼吸の両者をバランスよく活性化することで、ミトコンドリアの機能を高めることが期待できる。

本書では太極拳の健康効果をわかりやすく解説するとともに、老若男女が実践できる太極拳を紹介している。いつまでも若々しい体を維持するためには、定期的な運動と体の管理が重要だが、太極拳はその条件を満たしている数少ない運動のひとつだ。

白澤卓二（しらさわたくじ）

医学博士。白澤抗加齢医学研究所所長。1958年神奈川県生まれ。千葉大学医学部卒業後、東京都老人総合研究所病理部門研究員、老化ゲノムバイオマーカー研究チームリーダーを経て、2007年より2015年まで順天堂大学大学院医学研究科加齢制御医学講座教授。寿命制御遺伝子やアルツハイマー型認知症の分子生物学を研究。国際メディカルタイチ協会会長。著書多数。

取材協力

Liu Yan（リュウエン）

中国本国より来日。中国武術協会認定段位6段。様々なスポーツイベントにおいてパフォーマンスを披露するほか、タイチカリキュラムの開発に携わるなど、活躍の場を広げている。2010年中国「太極拳選手権」武式太極拳 第1位。

齋藤志保

1999年武術太極拳を始める。日本体育大学生。2008年「世界ジュニア武術選手権大会」女子24式太極拳1位、32式太極剣1位。2010～2012年「JOC ジュニアオリンピックカップ武術太極拳大会」女子総合太極拳1位。女子42式太極剣1位。2015年「全日本武術太極拳選手権大会」太極剣 1位。

呼吸で10歳若返る 脳も体もよみがえるメディカルタイチ

2017年9月5日　初版第一刷発行

著者　白澤卓二
監修　国際メディカルタイチ協会
ブックデザイン　近藤真生
イラスト　くどうのぞみ
編集協力　五反田正宏
編集　小宮亜里　柴田みどり
発行者　田中幹男
発行所　株式会社ブックマン社
〒101-0065 東京都千代田区西神田3-3-5
TEL：03-3237-7777　FAX：03-5226-9599
http://bookman.co.jp

印刷・製本　誠宏印刷株式会社
ISBN 978-4-89308-886-4